プライマリケア医のための

抗菌薬マスター講座 Ver.2

岩田 健太郎〔著〕
石川 雅之〔表紙装画〕

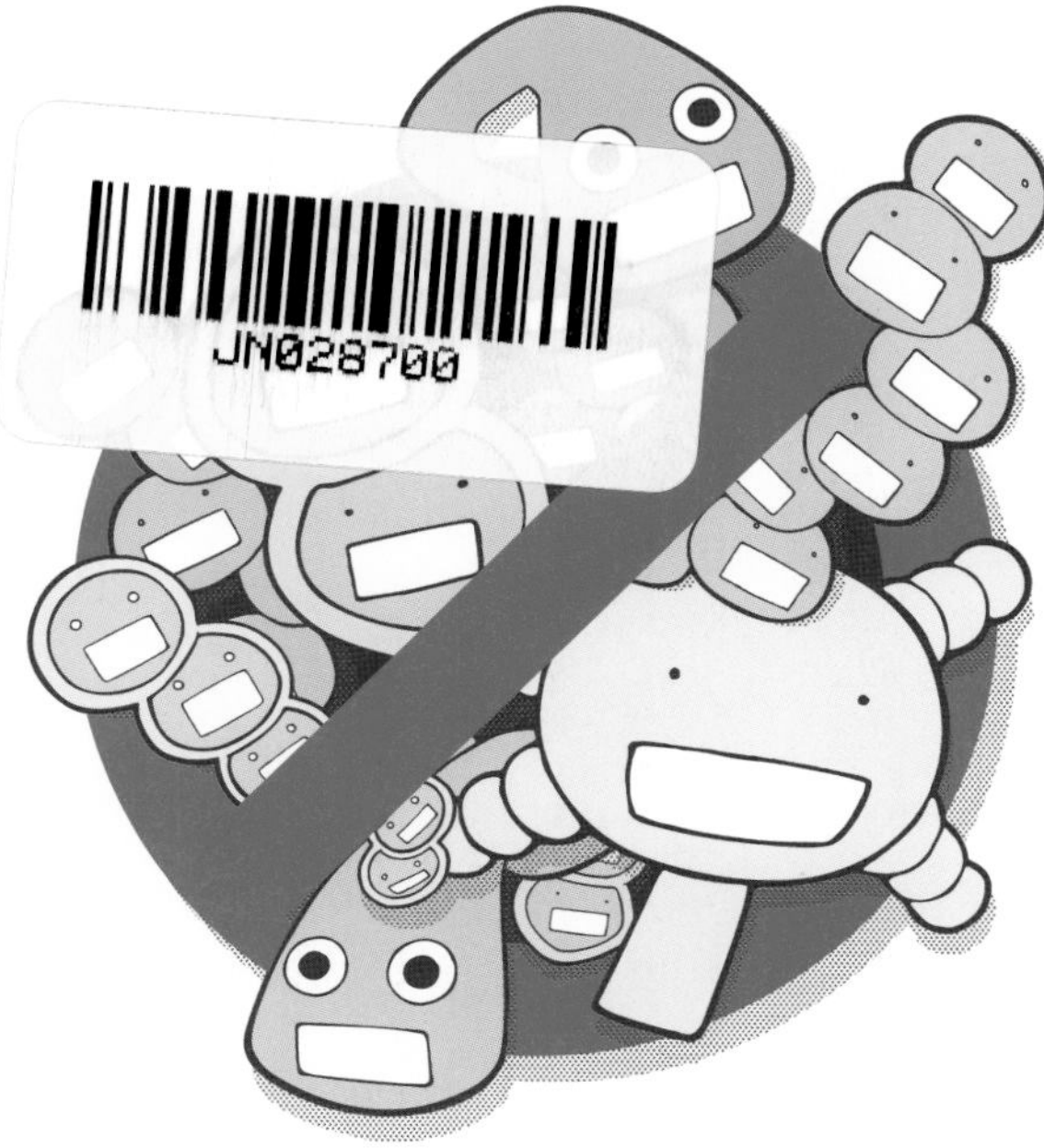

南江堂

Ver. 2 のためのまえがき

『プライマリケア医のための抗菌薬マスター講座』を上梓してからもう10年の月日が流れてしまいました。光陰矢の如し。本当にあっという間でした。

前回、「まえがき」を書いたのが２０１１年1月。当時のぼくはまだ、（そして日本も世界も）東日本大震災という災厄がやってくることを知りません。ましてや新型コロナウイルス感染症（COVID-19）パンデミックのことなんて想像だにできていません。当時のぼくにタイムマシンで会いに行って、この10年に起きたことを説明したとしても、「何バカなこといってんだ？お前がおバカなことは知ってたけど、度が過ぎるぞ」と眉をひそめられていたことでしょう。２０１４〜１５年に西アフリカでエボラウイルス感染が流行し、その対策のためにシエラレオネに行ったぼくは、ロールモデルのポール・ファーマーに会いました。その後、Ｊリーグのサッカーチーム、ヴィッセル神戸に、２０１０年ワールドカップ決勝で決勝点を決めたスペインサッカー界のレジェンド、アンドレス・イニエスタ選手が移籍します。両者のサインは我が家に飾ってあるのですが、こういう話をしても当時のぼくは「あにいってんだ？」と志村けん風に失笑したことでしょう。もちろん、志村けんが COVID-19 で絶命した話も信じてもらえないでしょう。

さて、これを書いているのは2021年12月。世界は今も新型コロナウイルス感染症のために七転八倒しています。世界は2億6千万人以上の感染者を観察しました。525万人以上の方が命を落としています。日本の感染者も172万人を超え、死亡者も1万8千人を超えました。コロナ病棟では毎日患者がお亡くなりになるのは、日常的な風景になっています。

本書は「抗菌薬」の使い方をマスターするための本ですが、抗菌薬を使えるということは、感染症をちゃんと診療できるということです。「ちゃんと」というのがポイントで、雑に何となく診ることは誰にだってできるのです。「ちゃんと」やるのは案外、難しい。

そして、ちゃんと感染症を診療できるということは、問題を正しく認識できる、という意味でもあります。優れたサッカー選手で状況判断が下手なプレイヤーが皆無なように、問題認識が稚拙で、抗菌薬を正しく使えるということはありません。イニエスタ選手とかをYouTubeなどでご覧いただければ分かりますが、実に状況判断が的確です。要するに「抗菌薬を正しく使う」とは、

抗菌薬を必要としている患者

に

もっとも正しい、ベストな抗菌薬を用いること

抗菌薬を必要としていない患者

に

抗菌薬を使わない（つまりはベストな選択をする）こと

なのです。もっとざっくり申し上げれば、

患者にベストを尽くすこと

こそが、抗菌薬を正しく、「ちゃんと」使うことにほかなりません。

本書がその役に立つことを、心から願ってやみません。

2021年12月

岩田健太郎

初版のまえがき

医者になってある程度年月が経つと、勉強をするのがおっくうになってきます。むろん、自分の専門分野においては常にカッティングエッジな、最新の情報を得ています。けれど、自分の専門領域じゃあないんだけど、けれども使う薬についてはなかなか勉強する時間も、意欲もつくれないのが人情というものでしょう。ぼくにとっては、そうですね。たとえば抗けいれん薬とか、抗不整脈薬とかがそれに当たります。使っているんだけど、使い方をよく理解しているってわけでもない。

抗菌薬は、内科医も外科医も使います。小児科医も産科婦人科医も使います。いわゆるメジャーな科も、マイナーな科も使います。精神科医だって抗菌薬と無縁ではありません。統合失調症の方が糖尿病になり、食事制限ができないので血糖値が上がり、そのため感染症になる……なんてよくある話です。およそ臨床医である以上、抗菌薬や感染症と無縁でいることは非常に困難なのです。抗菌薬くらい専門領域を越えて利用されている薬はビタミン剤くらいなものなのです。

ビタミン剤はよほど間違った使い方をしなければ患者さんに害を及ぼしませんが、抗菌薬はビタミン剤に比べるとずっと種類は多いし、副作用も多様です。耐性菌というやっかいなものが出現することもあります。近年、多剤耐性アシネトバクターとか、多剤耐性緑膿菌とかが世間を騒がせるようになっています。外来診療の現場でもマクロライド耐性菌や市中獲得型のメチシリン耐性黄色ブドウ球菌（ＭＲＳＡ）などが増えています。「俺は開業医だから耐性菌は関係ないよ」というわけにはいきません。目の前の、「今の」患者さんを治療するのも大切ですが、明日の、そして10年後の患者さんもちゃんと治療できなくてはなりません。

本書はもうある程度キャリアを積んでいるベテランの先生方が「寝っ転がって」読めるようにつくりました。各章は短く、15分程度で読むことができます。１日15分、20日前後で読破できます。どうぞ気楽にページを繰ってみてください。

「毎日いつも同じ抗菌薬」よりは、「目の前の患者さんに一番ピッタリ合っている抗菌薬」を選ぶ喜びが生まれます。退屈な外来がとてもエキサイティングで楽しくなります（こういうところは漢方薬にも似ていますね）。明日からの診療がもっと楽しくなるように、ぜひ本書をご活用ください。

２０１１年１月　美しい冬の関西にて

岩田　健太郎

Contents

Ver.2のためのまえがき……2
初版のまえがき……6
11 第1回 抗菌薬を学びなおしてみませんか？
23 第2回 抗菌薬使用の大原則〈Part 1〉
37 第3回 抗菌薬使用の大原則〈Part 2〉
51 第4回 ペニシリンを制するもの、感染症を制す〈ペニシリンPart 1〉
63 第5回 ペニシリンを制するもの、感染症を制す〈ペニシリンPart 2〉
73 第6回 ペニシリンを制するもの、感染症を制す〈ペニシリンPart 3〉

85 第7回 ペニシリンを制するもの、感染症を制す〈ペニシリンPart 4〉
101 第8回 使いやすいがゆえに間違える、セファロスポリンの難しさ
109 第9回 マクロライドを使いこなそう!
121 第10回 使いこなそう、ST合剤 ワンランク上の感染症診療へ〈ST合剤Part 1〉
131 第11回 使いこなそう、ST合剤 ワンランク上の感染症診療へ〈ST合剤Part 2〉
141 第12回 とても便利なテトラサイクリン系
153 第13回 ニューキノロンにご用心〈キノロンPart 1〉

第14回 ニューキノロンにご用心〈キノロンPart 2〉 165
第15回 外来診療に幅が出るクリンダマイシンの使い方 175
第16回 使わないけど、学ぶ理由があるカルバペネム 183
第17回 番外編 CRPでよく受ける質問 193
第18回 番外編 よく受ける読者からの質問 203
初版のあとがき …… 212
Ver．2のためのあとがき …… 214

第1回

抗菌薬を学びなおしてみませんか？

症例

28歳・男性。発熱、咽頭痛を主訴に来院。診察上、39℃台の熱と咽頭に発赤腫脹があり、頸部リンパ節も腫脹。血液検査では、白血球は正常でCRPが軽度上昇。

ドクターはまずクラリス®を数日使いますがよくならず、セフゾン®に変えて数日様子を見ますが、いっこうに改善しません。さらにクラビット®に変えてみましたが、ぱっとしません。それではと、「一番強力」とMRさんに教えてもらったジェニナック®を使用しますが、やはり解熱せず、この患者さんは紹介されてきたのでした。

よくよく話を聞いてみると、この患者さんは数週間前によく知らない人との性交渉歴がありました。以前にも梅毒の既往があり、血液検査を見直してみるとワクチン接種歴がないのにHBs抗体陽性です。すなわち、B型肝炎感染の既往があったのですね。B型肝炎は垂直感染も起こしますが、性感染症としても有名です。梅毒、B型肝炎罹患歴のある若い男性が発熱と咽頭痛……そう、この患者さんはヒト免疫不全ウイルス（HIV）感染症を持っていたのでした。HIVは後天性免疫不全症候群（エイズ）の原因として有名ですが、感染初期には咽頭炎や伝染性単核球症、無菌性髄膜炎など非特異的な症状でやってきます。当然、抗菌薬は効きません。

根拠はあるか？

さて、このケースは実際にあった症例をちょっと脚色したものですが、このようなケースはとても、とても多いのです。典型的な「抗菌薬使用の失敗例」なのですが、ではどこで何を間違ったのでしょうか。

読者の皆さんが臨床医なら、抗菌薬を一度も使ったことがない、という方はおそらくいないでしょう。外科系、内科系、小児科、産科婦人科、メジャー、マイナー、臨床医学を分類する方法は数あれど、感染症とまったく無縁な業界はほとんどゼロと言ってもいいと思います。抗菌薬とは、臨床医なら誰もが使う普遍的なお薬なのです。

では、その抗菌薬を使用する際、皆さんは「根拠」を持っていますか？

たとえば、

いつ、どういう状態で抗菌薬を処方するのか？

紹介したケースでは、「熱」「咽頭痛」「ＣＲＰ上昇」が抗菌薬処方の「根拠」でした。しかし、このような根拠で本当に正しいのでしょうか？

どの抗菌薬を処方するのか？

どうもこのケースでは、「とくに根拠はないけれどいつも使っているから」「クラリス®を使い、良くならないから」「次によく使っているから」と、薬を次々と使い、最後は「ＭＲさんが教えてくれた」「最強の抗菌薬」が選択されました。果たして、このような薬の選び方でよいのでしょうか。そもそも、「強い」抗菌薬って何でしょう。

「強いってどんなんだろう」

とは、ぼくの大好きなボクシング漫画、『はじめの一歩』（森川ジョージ著、週刊少年マガジン連載中：**図1**）の名セリフですが、ここでも同じ質問を問いかけてみようと思います。

「強い抗菌薬って何だろう」

抗菌薬が効いていないときに、どうしたらいいのか？

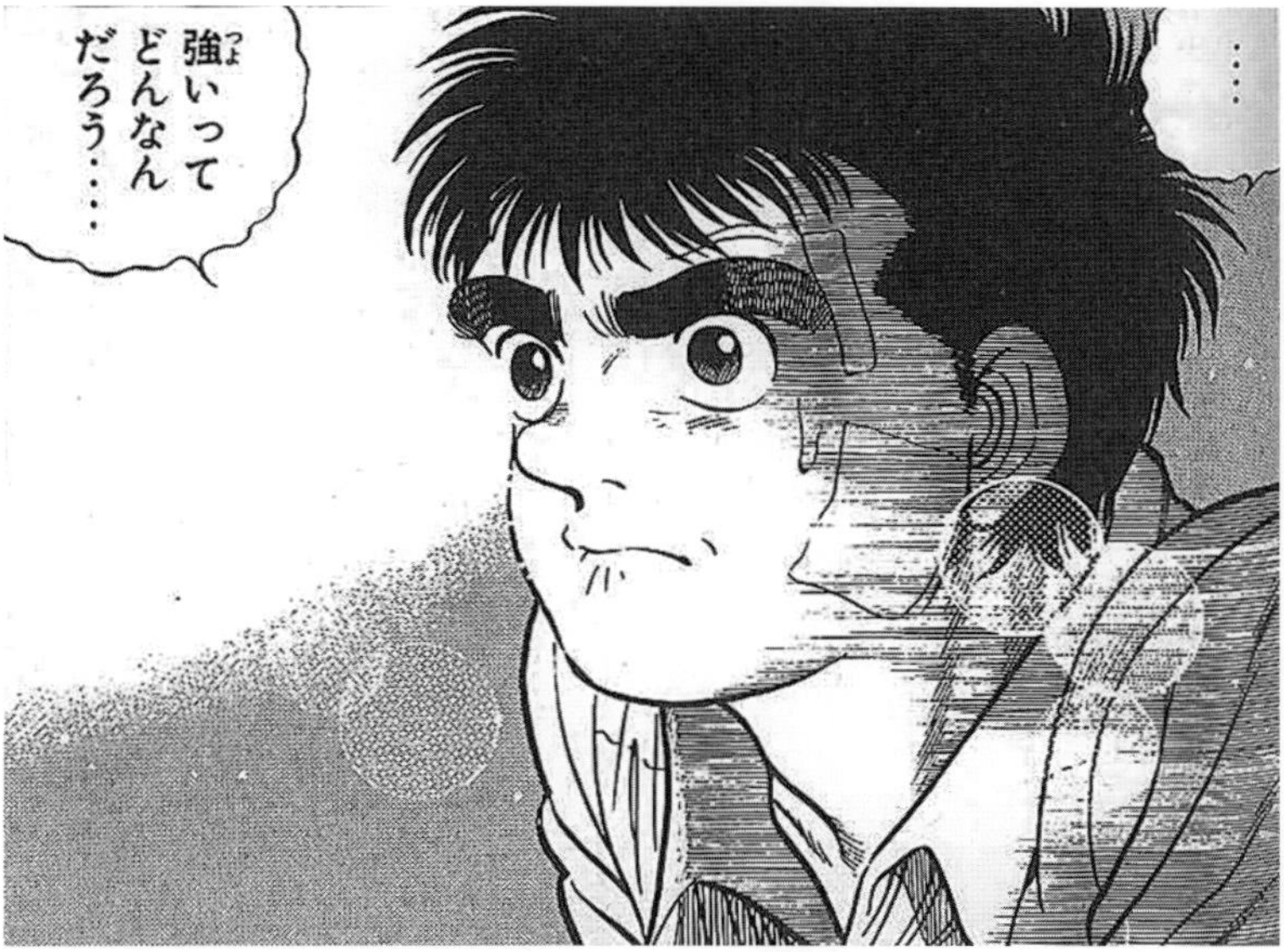

図1　『はじめの一歩』© 森川ジョージ／講談社

いじめられっ子の高校生だった幕之内一歩が、天性のパンチ力と不屈の闘志、多くの同志やライバルとの出会いによって成長していく姿を描くボクシング漫画。

Aという抗菌薬に効果がないと、Bという抗菌薬に変更、それがだめならCに変更。外来でも病棟でもよく見る光景です。

でも、このコモンなプラクティス、本当に正しいのでしょうか。もし抗菌薬を変更するとしたら、それはどのような「根拠」で行えばよいのでしょうか。

なぜ、いま抗菌薬か？

感染症はこんなに普遍的で、どの科の先生も抗菌薬を使用します。けれども、正しい感染症診療は日本であまり普及していませんし、その結果、抗菌薬も正しく使われていないことのほうが多いです。どうしてこんなことになってしまったのでしょう。

❶ 卒前教育の欠如

ぼくが以前勤務していた亀田総合病院には、日本中のさまざまな大学から研修医がやって来ていました。見学の学生さんたちも多種多様です。その初期研修医や学生さんに「医学部で感染症について教えてもらえる？」と聞くと、ほとんど「ノー」と返ってきます。

特定の病原体についての講義はあります。大腸菌について、ＨＩＶについて、いろいろ教えてもらえます。抗菌薬についても、その構造式だの薬理作用についてだのは薬理学の試験がありま す。

しかし、「目の前に熱発している患者さんがいます。どうしましょう」という質問に答えるような教育はされていないようなのです。ですから、「とりあえず抗菌薬を」という選択肢しか思いつかない研修医は多いのです。

最近では、ＰＢＬ（problem based learning）といって問題解決型の教育を提供する医学部も増えてきました。さっきの、「熱の患者さんがいます。どうしましょう」というテーマもよくネタにされるそうです。何だ、ＰＢＬが始まったのだから、早晩日本の医師も感染症に強くなるんじゃないの？という意見もあるかもしれません。

でも、ぼくはこの見解には否定的です。どうしてかというと、多くの場合、ＰＢＬの指導をするチューターがもともと感染症の適切なトレーニングや教育を受けていないからです。だから、「まあそうだね、熱もあってＣＲＰも高いし、とりあえず抗菌薬は使っとくんじゃないかな」みたいな、見当違いの経験則に基づいた指導をしてしまうのです。

神戸大学では医学部の学生に「HEATAPP」というＰＢＬの発展版を提供しています。１週間毎日症例を提示して、その診断や治療を議論するプログラムです。これと病院実習で抗菌薬治療の「いろは」を教えようとしています。HEATAPPは他の大学でもときどき出張的に提供していますが、残念ながらこのような取り組みは普遍的ではありません。

〔岩田健太郎：HEATAPP!（ヒートアップ！）～たった5日で臨床の〝質問力〟が飛躍的に向上する、すごいレクチャー～、金原出版、２０１８〕

賢者は歴史に学び、愚者は経験に学ぶ

誰が言ったか知りませんが、この言葉は日本の感染症診療の現状を見事に言い当てているので

す。

② 治療評価の難しさ

感染症、とくに外来診療における感染症は、多くの場合「自然治癒」します。それは抗菌薬を必要としないウイルス感染だったり、あるいは小さい規模の細菌感染で、自然治癒しやすいものだったりするためです（後述しますが、細菌感染でも結構「自然治癒」するのです）。つまり、「抗菌薬なしでも治るケース」です。

「抗菌薬なしでも治るケース」は同時に、抗菌薬を「使っても」たいてい治ってしまいます。抗菌薬を使ったから治ったのではありません。抗菌薬を出す出さないに関係なく、勝手に治っちゃったのです。

抗菌薬を必要としない患者に抗菌薬を出すのは失敗です。無駄なコストをかけ、薬剤耐性菌出現のリスクを増やし、また抗菌薬の副作用のリスクにも曝しています。抗菌薬の副作用は、「その副作用のリスクよりも治療の利益が大きいときに」許容されますが、もともと不要な抗菌薬を処方したときは副作用のリスクは許容されません。

アメリカでは毎年、小児に出された抗菌薬の副作用で約7万人が救急受診しています。ほんっとうに抗菌薬の副作用って多いんです。多いんですが、重大な副作用が発生した場合は救急車を呼んで大きな病院に行ってしまいますから、われわれ処方医はその重大さに気づきにくい……。

［Lovegrove MC, Geller AI, et al：US emergency department visits for adverse drug events from antibiotics in children, 2011-2015. J Pediatric Infect Dis Soc 8：384-391, 2019］

だから、主観的に失敗感は感じにくい。繰り返し同じ間違いを犯しても、失敗していると認識しにくいのです。「でも先生、ぼくは熱発患者さん全員に抗菌薬を出してますけどね。一度も困ったことはありませんよ」とおっしゃる先生がいますが、まさに「患者は経験から学んで」いるのです。

もちろん、経験が無価値というわけではありません。けれども、経験から本当に学べるのはむしろ失敗したときだけなんじゃないか、と思います。

勝ちに不思議の勝ちあり、負けに不思議の負けなし

と言いますから。

たとえば、

・伝染性単核球症の患者さんにアモキシシリンのようなアミノペニシリン系薬を投与して、全身に皮疹が出てしまった。
・結核患者に眼科チェックを入れずに抗結核薬を投与し続けて、エタンブトールの副作用による視神経炎を発症してしまった。
・脂質異常にスタチン系薬を内服していた患者に漠然とクラリスロマイシンを出して、横紋筋融解症が発症してしまった。

こうした「しくじり」の症例は実に勉強になります。だから、「経験から学ぶ」ならば失敗事例から学ぶ、しくじり先生から学ぶのがいいんですね。残念ながら学会なんかの症例報告は「著効した症例」という「武勇伝」がほとんどなんですけど。

3 微生物学と感染症学の錯誤

昔は、多くの感染症の教科書は「微生物学者」によって書かれてきました。しかし、2000年以降、非常に質の高い感染症学の教科書が臨床感染症のプロによって書かれるようになりました。この20年、日本の臨床感染症学は目覚ましい進歩を遂げたのです。

とくに素晴らしかったのは日本臨床感染症界のパイオニアの一人、青木眞先生が『レジデントのための感染症診療マニュアル』(医学書院）を上梓されたことです。これが２０００年のことです。日本語で書かれた「ちゃんとした」感染症学の教科書はこれが嚆矢だとぼくは思っています。まさに時代が開けた、歴史を作った瞬間でした。２０２０年にはこの第４版が出版されました。これ、必携、必読ですよ。

微生物学と感染症学は同義ではありません。微生物学は基本的に微生物が対象の学問です。これに対して、感染症学は、基本的には「患者」を対象とした学問です。

感染症学の背後には常に微生物学が存在します。微生物学の勉強は感染症学の大前提で、微生物学を勉強せずに感染症学を習得することはありえません。

が、微生物学そのものは感染症学ではありません。感染症学は、微生物学を前提としたクリニカル・サイエンス、アプライド・サイエンスなのです。

たとえば、微生物学ではどの抗菌薬で、どの菌が死ぬかを *in vitro* で吟味できます。しかし、その菌を「殺すべきか？」どうかを判定することはできません。

小規模の細菌感染症ならば抗菌薬なしでも治癒できる、と申し上げました。典型的なのは軽めの皮膚・軟部組織の感染症です。たとえば、まつ毛の毛包にブドウ球菌などが感染する麦粒腫、いわゆる「ものもらい」。眼科だけでなく、プライマリケアのセッティングでもよく見るコモンな感染症ですが、ほとんどの場合、温かいタオルなどを当てておくだけで自然に治癒します。それで治癒しない場合は外科的に排膿すればだいたい治ります。抗菌薬の処方は必要ありません。

〔Stevens DL, Bisno AL, et al：Practice Guidelines for the Diagnosis and Management of Skin and Soft Tissue Infections：2014 Update by the Infectious Diseases Society of America. Clin Infect Dis 59：e10-52, 2014〕

このように、小規模の皮膚・軟部組織の感染症には抗菌薬は必要ありません。これは微生物学＋α、臨床感染症学の知見のなせる業です。菌を抗菌薬で殺すのはあくまでも手段に過ぎません。目的は患者を治すことです。患者が治りさえすればよいのです。

第 2 回

抗菌薬使用の大原則
〈Part 1〉

ここで抗菌薬使用の大原則をご説明します。どのような感染症でも、どのような抗菌薬でも適応（アプライ）できる、それが大原則。

大原則　その1：診断をつけよう

いきなり、「はあ？」という声が聞こえてきそうです。診断をつけよう。医療においては当然すぎる言葉です。

初めに診断ありき。診断なくして治療なし。

しかしながら、感染症の分野においては、「診断なき治療」は偏在しているのです。

「熱の患者さん、なんだかよくわからないけれど、炎症マーカーが少し上がっているので、抗菌薬」よくあります。ここには診断はありません。あるのはただ、

「熱」「炎症マーカー高値」

という2つの現象だけです。

しかし、現象だけでは診断とは呼べません。

たとえば、熱が出て炎症マーカー高値でも感染症でないことがあります。しょっちゅうあります。悪性疾患、膠原病、心筋梗塞、肺血栓塞栓……たくさんの疾患で炎症マーカーは高値になります。

しばしば用いられるCRP（C-reactive protein、C反応性タンパク）ですが、実は抗菌薬を必要とする疾患とそうでない疾患の峻別には6割ちょっとくらいの感度・特異度しか持っていません。峻別するには不十分だということです。もちろん、感度・特異度60％ということは、「ないよりまし」程度の価値を持っていますから、まったく無意味ということはありません。しかし、100円玉をコイントスして「表だったら抗菌薬」と決めつけるのが、感度・特異度50％と考えると、それに毛が生えた程度の効果しかない、ということになってしまいます。

昨今は新型コロナウイルス問題で、CRPならぬPCR（polymerase chain reaction、ポリメラーゼ連鎖反応）の感度と特異度が大激論を呼びましたが、感度と特異度なんて臨床医学の基本中の基本なのであり、これが今さら議論になるところが、日本の医学教育が「検査の仕組みを教えても、使い方（解釈の仕方）を教えない」という根本問題を端なくも顕にしているのです。

先日紹介された患者さん。臨床症状がまったくない方だったのですが、「ＣＲＰが高い」というのが紹介の理由でした。この方の診断は難しかったです。でも、結局、詳細に病歴聴取や診察をくり返して、いろんな仮説を立てては除外し、最終的に、

リウマチ性多発筋痛症（ＰＭＲ）

と考えて少量のステロイドを使ったら、ＣＲＰが下がりました。そして患者さんも「自分は元気だと思っていたけど、薬を飲んでみたらけっこう疲れやすかったり、体のあちこちが痛かったことが分かった」とおっしゃったのです。ＰＭＲはＣＲＰや赤沈といった炎症マーカーが上がるのが特徴ですが、症状が微妙で、本人も治すまで自覚していないこともあるのです（あまりに症状が少ない場合はステロイドの弊害も考えてあえて治療しないこともあります。ＰＭＲ患者の多くは高齢者で、ステロイドでせん妄を起こしたりしたら本末転倒だからです）。

これは昔、「自分は臨床症状がまったくない」とおっしゃっていた方が実は肺結核で、抗結核薬で治療したら「いや、症状ないと思ってたけど薬飲んだらめっちゃ、元気になった。実は病気

だったんやな」とおっしゃった患者さんのエピソードが参考になりました。ま、これはぼくが北京の診療所にいたときのエピソードで、患者さんは英語をしゃべる外国人で、関西弁はぼくの脚色ですけど。

別の患者さん。熱が出て、病院に行って血液検査をするとＣＲＰが高い。それじゃ、というので点滴で抗菌薬投与を受ける。１週間くらいで熱が下がる。よかったよかった、抗菌薬が効いたじゃん。と思っていたのですが、なぜかしばらくするとまた熱が出る。病院に行く、ＣＲＰ高い。抗菌薬。この繰り返し。

この方は遺伝子疾患の「家族性地中海熱（ＦＭＦ）」という病気でした。地中海、というから日本では珍しい疾患と思いきや、じつはわりとよく見る病気で、遺伝子疾患ですが大人の患者も多いです。抗菌薬を出した―→熱が下がる、ＣＲＰも下がる……のパターンで見逃されていることがとても多い疾患です。

〔Iwata K, Toma T, et al : Case of recurrent fever with apparent response to antibiotic : overcoming "CRP dependency". General Med 12 : 29-31, 2011〕

逆のケース。急性発症の発熱患者。この方は基礎疾患のために液性免疫を抑制する治療がなされていたのですが、初診時のCRPが低値でした。「CRPが低いんだから感染症はないだろう」と主治医が経過観察していたら、急変してお亡くなりになってしまいました。敗血症を起こしていたのです。本当に重症の患者、急速進行の敗血症ではCRPが上がらないこともしばしばあります。怖いですね。

CRP「だけ」に依存して物事を決定するのがいかに危険かは容易にご理解いただけると思います。CRPを活用するのはいっこうにかまいません。しかし、CRPに依存するのは危険です。また、多くの外来診療のセッティングでは血液検査が困難なことがあると思いますが（たとえば、在宅医療とか診療所）、必ずしも血液検査がなくたって感染症の診断は不可能ではないのです。

では、感染症の〝診断〟とはなにか？

それは、

①感染臓器はどこか
②どの微生物が原因か
③患者は重症か、軽症か

です。

感染臓器と重症度は患者の話を聞いたり診察をしたりしてある程度当たりをつけ、補足するかたちで検査をします。

では、原因微生物についてはどうでしょう。

大原則　その２：グラム染色を活用しよう

外来診療での迅速な原因微生物の見つけ方に、グラム染色をぜひお薦めしたいと思います。ええ？そんなことやったことない？

そうですね、まずぼくのお薦めとしては、**「肺炎を疑ったときだけ」**喀痰のグラム染色をしてみてはいかがでしょうか。他のグラム染色は差し当たって必要ありません。喀痰のグラム染色の効果を十分に堪能してから、尿など他検体に応用されたらよいと思います。

皆さんの外来には１日何人の患者さんがおいでですか？多くの先生は何十人という患者さんをご覧になっていますよね。そんなに忙しい外来診療で、グラム染色なんてできるわけない？

……できます。

なぜかと言うと、肺炎の患者さんはそんなに多くはないからです。上気道炎、急性気管支炎、その他の感染症には、とりあえずグラム染色は不要だとしておきましょう。感染症以外の患者さん、たとえば脂質異常だとかうつ病の患者さんにはグラム染色はもちろん不要です。午前中の外来で肺炎患者さんが10人、なんてことは呼吸器専門外来でもあまりないでしょう。

それに、冷静になって考えてみれば、われわれは他の検査には結構時間をかけているのです。たとえばお腹の超音波。わりとやりますよね、忙しい外来の合間でも。

超音波のような、他の検査の時間は許容できていることを考えれば、午前中1人の患者さんのためのグラム染色にかける時間くらいは捻出できるはずです。たいていの「できない」「できっこない」は思い込みからできている。岩田健太郎の言葉です（笑）。

喀痰のグラム染色にかかる時間は、検体を準備する時間を合わせても、慣れれば15分くらいでできます。超音波を考えれば、それほどの時間ではありません。

グラム染色は、たとえば肺炎球菌で言うと、肺炎球菌尿中抗原と同等かそれ以上の感度を持っており、特異度も十分に高いのです。これで、肺炎球菌、モラキセラ、インフルエンザ菌の肺炎は診断できます（図1）。

逆に、良質の喀痰が出せない場合は非定型肺炎、マイコプラズマやレジオネラなどを考えます。

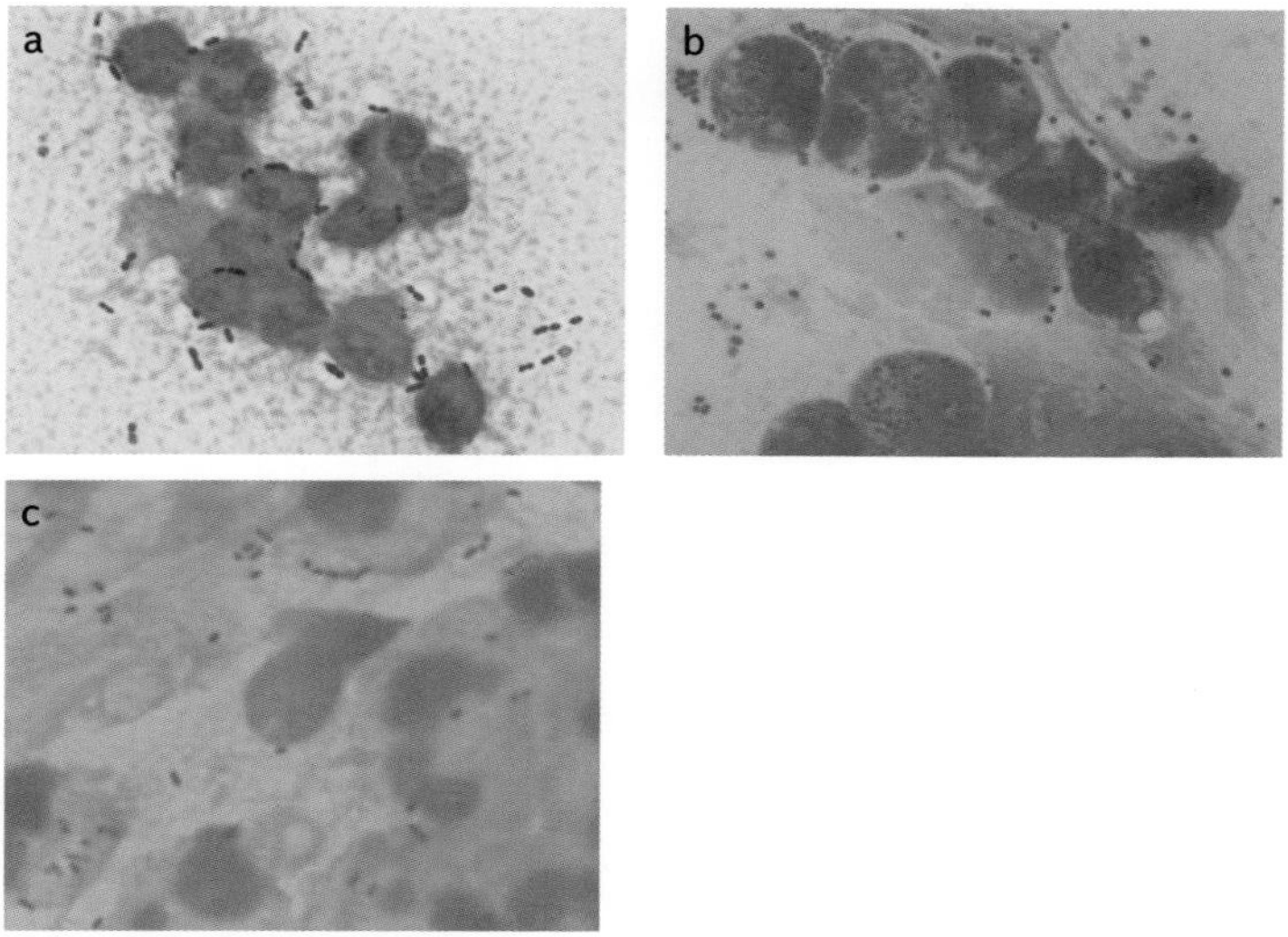

図１　肺炎喀痰のグラム染色

a. 肺炎球菌

b. モラキセラカタラーリス

c. インフルエンザ菌

〔画像提供：亀田総合病院総合診療・感染症科部長　細川直登氏〕

グラム染色は、最初は上手な人に一緒に見てもらうのが一番ですが、有用な教材もたくさんあります。まずはこうした教材を参考にしてみてはいかがでしょう。

- グラム染色道場（QR コード参照）
- 『感染症レジデントマニュアル（改訂第２版）』 藤本卓司（著）、医学書院、2013
- 『ひと目でわかる微生物検査アトラス（改訂第２版）』 荒川創一（監修）、金原出版、2013

本書執筆の2021年時点では多くの地域でまっさきに考えるべきは、新型コロナウイルス感染症、ということになりますが。

新型コロナウイルスの感染リスクを考えると、喀痰採取はどこでやってもいいというものではありません。他にも結核など院内感染リスクがありますね。オススメなのは、患者さんに自宅で喀痰をとってもらい、何かのカップに入れて持ってきてもらうこと。それができない場合はひと工夫必要ですね。神戸大学病院には陰圧個室の外来があり、発熱患者はそこで痰を出してもらっています。もちろん、新型コロナウイルス対策も前提にしています。新型コロナウイルス対策で発熱患者の隔離ができるセッティングなら、その部屋の中で痰を出してもらうのが合理的ですね。

自身のクリニックなら、光学顕微鏡を買ってグラム染色をバンバンやることも可能ですが、たとえばバイト先の病院とか、自分で外来環境を整えられない先生とかは難しいですよね。その場合は、せめて喀痰培養を提出し、検査技師さんの所見を確認しましょう。お互いじゃまにならない程度にコミュニケーションをとれるととくによいです。ただ画面上の「GPC」とか「GNR」だけ見てても うまくイメージできません。言葉は所見をイメージしにくいんです。目が2つ、鼻が1つ、口が1つ、でドラえもんをイメージできないでしょ。

新型コロナウイルス感染症は細菌感染の合併が少ないので、ルーチンで抗菌薬を併用する必要はありません。逆に言えば、抗菌薬を必要とする細菌感染症が紛れ込んでいないか、確認するのはとても大事ってことです。

〔Karaba SM, Jones G, et al : Prevalence of co-infection at the time of hospital admission in COVID-19 patients, a multicenter study. Open Forum Infectious Diseases〔Internet〕. 2021 Jan 1〔cited 2021 Jan 27〕; 8 (ofaa578)

① グラム染色に必要な機材と手順

グラム染色を行うに当たって必要なのは、

- 光学顕微鏡と油浸レンズ用のオイル
（とくに最終倍率が１、０００倍で、かつ油浸系レンズがついている光学顕微鏡）
- スライドグラス
- 爪楊枝など、喀痰を延ばすもの
- 染色液（日水製薬や武藤化学から出ています）

表1　グラム染色の手順

①検体をスライドグラスにのせて乾燥固定 →喀痰はこれでもか、と思うくらいうす〜く塗るのがコツ ②クリスタルバイオレット液をじゃあっとかける ③よく水洗したあと、ルゴール液をじゃあっとかける ④再度、よく水洗したあと、アルコール（95%エタノール）をかけ30秒待つ →ここがポイント。たいていの失敗は不十分なアルコール脱色が原因 ⑤再度、（数回）よく水洗したあと、サフラニンレッドをかけて10秒待つ ⑥水洗して乾燥（ペーパータオルで軽く揉んでもよいが、こすらない）したら出来上がり！ ※各ステップでの染色液をかけて待つ時間は施設によって異なるが、最終的な鏡検プレパラートとしては特別問題なし。 ※水洗はスライドグラスの裏側からやる（直接かけない）

〔山藤栄一郎医師作成、亀田メディカルセンター感染症ガイドラインより作成〕

あとは汚物を捨てるシンクが近くにあればいいでしょう。外来ブースの後ろ側に置いておけば手軽に行うこともできますし、同じ顕微鏡を用いてKOH染色をやったりして白癬診断などにも応用できます。光学顕微鏡はよいものを買っても50万円程度ですし、実務に耐えるものでよければずっと安価に購入可能です。他の医療機器に比べれば格安です。感染症はもともとローコスト産業なのです。

表1の手順は、検査室で技師さんがやるのとは少し違いますが、臨床現場ではこれで十分に喀痰の評価ができます。火炎固定も喀痰ならとくに必要ありません。

表2　喀痰の肉眼的品質評価（Miller & Jones 分類）

M1	唾液、完全な粘性痰
M2	粘性痰の中に膿性痰が少量含まれる
P1	膿性痰で膿性部分が 1/3 以下
P2	膿性痰で膿性部分が 1/3 ～ 2/3
P3	膿性痰で膿性部分が 2/3 以上

表3　喀痰の顕微鏡的品質評価（Geckler & Gremillion 分類）

グループ	細胞数/1 視野（100 倍）	
	白血球（好中球）	扁平上皮細胞
1	< 10	> 25
2	10 ～ 25	> 25
3	> 25	> 25
4	> 25	10 ～ 25
5	> 25	< 10
6	< 25	< 25

1、2：検体として不適切
4、5：検体として望ましい良質な喀痰
6：経気道吸引痰（TTA）や気管支洗浄液検体の場合は、可。
〔Geclkler R, Gremillion D, et al : Microscopic and bacteriological comparsion of paired sputa and transtracheal aspirates. J Clin Microbiol 6 : 396-399, 1977〕

② 喀痰標本の評価

グラム染色は、染める前の肉眼的品質評価（**表2**）が一番大事です。検体として不適な唾痰を染めても意味はないので、M1などは染色せずに捨ててしまいましょう。P2、P3が理想的ですが、慣れると、M2なら膿性痰だけ爪楊枝で拾い上げて染色できるようになります。

表3は顕微鏡的品質評価です。一般にGeckler

分類と呼ばれています。

グラム染色をやり出すと、感染症の原因微生物に対する意識が高まり、抗菌薬の選択にもきちんとした明快な基準ができてきます。感染症に関する高い学習効果も得られます。まったく菌の見えないグラム染色を患者さんに見せて、「ほら、ばい菌が全然見えません。あなたは抗菌薬を必要としない感染症の可能性が高いですよ」と視覚的に教えてあげることも可能です（実際にはグラム染色で見えない細菌感染症はありますから、これはちょっとウソが入った説明ですが……）。

ぜひ、あなたの外来でもグラム染色を活用してみてください。

第3回

抗菌薬使用の大原則〈Part 2〉

抗菌薬使用においては、その使用のタイミングが重要になってきます。いつ、抗菌薬を処方すべきでしょうか。

……それは、「スローな病気か？速い病気か？」によって異なります。

大原則 その3：培養結果を見て“de-escalation”しよう

スローな病気、すなわち経過の長い病気なら慌てて抗菌薬を使う必要はありません。「熱が3週間続いて…」みたいな患者さんでしたら、次の日にショックで死亡する可能性は低いでしょう。いったいどうして熱が出ているのか、その理由をはっきりさせたほうがよいのです。その後から抗菌薬を使っても遅くはない。それに、ゆっくりな経過をたどる患者さんの発熱原因は、感染症「以外」であることが多いのです。膠原病、悪性疾患、薬剤熱……感染症以外の病気が隠れていないか、再検討しなくてはなりません。

逆に、経過が速い場合は、抗菌薬を使ったほうがよい場合もあります。典型的なのは、肺炎です。肺炎は早く治療したほうが早く治り、治療が遅いとなかなか治りません。ですから、肺炎（細菌性肺炎）と当たりをつけたら即行で治療です。もちろん、必要な検査、喀痰培養やグラム染色は行いますが……治療を待ってはいけません。

1 どの抗菌薬を「今使うか？使わないか？」

スローな感染症の場合、原因菌を特定してから治療するのもよいですし、特定できなくても、考えられる限り狭い抗菌薬から始めます。たとえば、蜂窩織炎の場合、ブドウ球菌やレンサ球菌が原因菌であることが多いです。もし進行がゆっくりで患者さんも元気であれば、

Rp　ケフレックス®（セファレキシン）500mg　1日3回

あたりからスタートしてはどうでしょう。これで数日経ってよくなればよし、もし反応が悪くても、そのとき改めて治療戦略を立て直せばよいのです。

経過が速い場合は、抗菌薬は広めに使ったほうがよいでしょう。蜂窩織炎で重症感があり、進行が速い場合は、必要な培養（血液培養2セット含む）をとった後で、

Rp　セファゾリン　2gを点滴

しつつ、後方病院に搬送したほうがよいかもしれません。

基本的に、

・スロー・軽症な例は、狭くから広く
・速い・重症な例は、広くから狭く
（培養結果を見て de-escalation）

が原則です。

de-escalation

これは抗菌薬の使用にかかわる重要なキーワードです。ぜひ覚えてください。

これは培養結果、感受性試験の結果を受けて広い抗菌薬を狭い抗菌薬に代え、ターゲットとする病原体に絞って抗菌薬を用いることを言います。こうすれば、広域抗菌薬をだらだら使って耐性菌を惹起しなくてもすむからです。

たとえば、さっきの重症蜂窩織炎の場合、「セファゾリン」を使いましたが、その後、血液培養からA群*β*溶血性レンサ球菌（*Streptococcus pyogenes*）が見つかりました。これはペニシリン

に100％感受性がある菌ですから、

Rp　ペニシリンG カリウム®（ベンジルペニシリン）200万単位を4時間置きに点滴

にde-escalationし、残りの治療を完遂しました。

初期治療では外さないために広域抗菌薬
培養結果を見て de-escalation

という戦略をとるわけです。

② de-escalation の注意点

de-escalationをする際の注意点をいくつか挙げておきます。

1. 重症患者でもやってよい

たとえば、レスピラトリーキノロン系薬を使っていて、肺炎球菌が血液培養と喀痰培養から生えました。ベンジルペニシリンに感受性があります。患者さんは重症でＩＣＵに入っています……。

……どうぞde-escalationをやってください。重症患者さんだとde-escalationできない、と信じている人もいますが、そんなことはありません。

2. 大事なのは、培養の解釈

培養結果で重要なのは、

①その培養は本当か？
②定着菌やコンタミではないか？
③混合感染はないか？

の3点です。両者を上手に解釈するには、少し工夫が必要です。

まず、定着菌（colonization）かどうかについては、「臨床的に予想された菌が生えてきたか」を考えます。

「市中肺炎で、肺炎球菌が生えてきた」のであれば、原因菌と信じてよい可能性が高いです。

表1　血液培養検査でコンタミと判断されやすい菌

皮膚の常在菌：coagulase-negative *Staphylococcus*、diphtheroids、corynebacteria、バシラス属、propionibacteria
レンサ球菌（肺炎球菌、A群β溶血性レンサ球菌、B群溶血性レンサ球菌）
黄色ブドウ球菌、大腸菌、骨髄炎菌

〔青木　眞：レジデントのための感染症診療マニュアル、第4版、医学書院、2020より作成〕

これが、「尿路感染だと思っていたのに、血液培養からバシラス（グラム陽性桿菌）が……」の場合、バシラスは尿路感染の原因にはなりにくいですから、コンタミ（contamination）を考えます（**表1**）。同じように、「尿培養から黄色ブドウ球菌が生えた」というときも、黄色ブドウ球菌は尿路感染をあまり起こしませんから、定着菌を考えます。

●コンタミと定着菌の違いとは？

コンタミは、**そこにないのに〝ある〟と判断される**ことを言います。たとえば、血液の中には細菌がいないのに、皮膚の表面にいるブドウ球菌が注射時に血液培養ボトルに紛れ込む……。ないのにあるとされるのが、コンタミです。

定着菌は、〝そこにある〟のです。あるのですが病気の原因になっていません。たとえば、尿路カテーテルの入っている患者さんの尿にはしばしば黄色ブドウ球菌がいます。けれど感染症は起こしていません。こういうのは、定着菌です。

●原因菌か、定着菌か、コンタミかを峻別するには？

血液培養の場合なら、

・複数の異なるセットから同じ菌が生えてくるか？
・培養を取って翌日、など早い時間で生えてくるか？

が重要になります。

血液培養は2セット（＝4本の血液培養ボトル）、つまり2回採血が原則です。両セットから同じ菌が生えれば（両セットの好気性菌用あるいは嫌気性菌用のボトルのみ2本とも陽性になれば）、それは原因菌である可能性が高いです。片方のセットだけならコンタミかもしれません。培養から4日経ってやっと生えた、なんていう場合もコンタミの可能性は増します。

厳密に言うと、コンタミか、定着菌か、原因菌かを100％言い当てる単一の方法はありません。いろいろな方法を総合的、俯瞰的に融合して、この菌を治療するかどうか、決定するのです。なお、「総合的、俯瞰的」というのはあくまでも「真実はなにか」「診断名はなにか」「原因微生物はなにか」を知るための知性の発動、ということで、「真実はどうでもいい」とその場をやり過ごすためのごまかし文句ではありません。

表2　血液培養検査で検出される原因菌（トップ8）

①カンジダなどの真菌
②抗酸菌
③グラム陰性菌
④黄色ブドウ球菌［MRSA（メチシリン耐性黄色ブドウ球菌）含む］
⑤肺炎球菌
⑥A群β溶血性レンサ球菌
⑦緑色レンサ球菌
⑧腸球菌

表2は、上から順に血液培養から生えたら「本物（原因菌）」である可能性が高い菌です。ちなみに、グラム陽性菌やカンジダが血液培養から見つかったらそれは、「そうでない」とわかるまでは心内膜炎を疑います。血液培養を繰り返し、連続して菌血症が起きてないかを確認します。もし、連続して同じ菌が血液培養から検出されたら、それは持続性菌血症、つまりDukeの基準の大基準を1つ満たします。Dukeの基準は2つ満たせば感染性心内膜炎と診断できます。臨床現場では「2つ目の」基準は心エコー所見がほとんどですから、ここで循環器科の先生に心エコーをお願いせねばなりません（感度のよい経食道心エコーが必要になります）。

このように、ロジカルに詰めていけば、次に何をすればよいかがわかります。グラム陰性菌は一般に心内膜炎を起こしにくいですから、通常は血液培養のフォローは必要ありません。グラム陰性菌の心内膜炎は少々マニアックな感染症屋の守備範囲になるので、皆さんはとくにご存じなくても大丈夫です。

尿路感染などは通常、単一菌が原因になります。だから、臨床的に尿路感染と判断して、尿から1つの菌が見つかったら、それをターゲットにde-escalationしてもよいでしょう。

一方、胆嚢炎、胆管炎、腹膜炎、腹腔内膿瘍、憩室炎などお腹の感染症は混合感染といって、いろいろな菌が複合的に病気の原因になっていることが多いです。したがって、培養がたとえ生えたとしても、de-escalationせずにそのまま広い薬を使うこともあります。とくに、嫌気性菌のカバーは外さないほうがよいかもしれません。ただし、緑膿菌が検出されなければ、緑膿菌カバーを外して、たとえばメロペネムやピペラシリン・タゾバクタムを「アンピシリン・スルバクタム」に替える、といった戦法はしばしばとられます。

いずれにせよ、臨床診断がきちんとでき、そしてその診断を起こす菌と起こしにくい菌を区別できなければ、それぞれの菌の峻別はできません。すなわち、バックグラウンドとなる知識、お勉強が必要になるのです。重要なのは「患者に何が起きているか」の判断です。検査で見つかった菌や検査所見だけをバラバラに治療してはいけません。

本書では、「原則」は触りのところだけ、とても大事なところだけ、臨床現場でよく見る失敗のパターンだけ、ごくごく簡単に説明しました。これが原則のすべてではありません。ちゃんと勉強するなら、前述の『レジデントのための感染症診療マニュアル（第4版）』（著：青木眞、医学書院、２０２０）がオススメです。この本は分厚いですし、内容もかなりマニアックですが、1冊手元に置いておくととても役に立ちます。とくに第1章の「基本原則」はすべての医療者が読んで得する必読領域です。

次回から各論です。まずは抗菌薬の王様、ペニシリンから。

大原則のおさらい

◎その１．診断をつけよう

診断なくして治療なし。①感染臓器はどこか、②どの微生物が原因か、③患者は重症か軽症か、を考えます。

◎その２．グラム染色を活用しよう

まずは、肺炎疑い例の喀痰グラム染色から始めましょう。喀痰の品質評価も忘れずに。

◎その3．培養結果を見て〝de-escalation〟しよう

①スロー・軽症な例は、狭くから広く
②速い・重症な例は、広くから狭く（de-escalation）

◎その他

1．原則、最大量使う

とにかく、原則的に多くの量を使いましょう。

2．時間依存性の抗菌薬は頻回に、濃度依存性の抗菌薬は血中濃度を上げるため1日1回が原則

時間依存性の抗菌薬にはペニシリン、セファロスポリン系薬などが、濃度依存性にはキノロン系薬があります。詳細は今後の各論でやっていきましょう。

3．途中で減量しない

とくに、経口で始めたら全部使い切ることが大事。

4．決められた投与期間使い切る。ＣＲＰを根拠にしてはダメ

ほとんどの感染症の治療期間は教科書的に決まっています。咽頭炎は10日、とか。ＣＲＰだけを頼りに抗菌薬を使っていると、失敗することがあります（後述）。

第 4 回

ペニシリンを制するもの、
感染症を制す
〈ペニシリン Part 1〉

ペニシリンは現在使用されている抗菌薬の中で最も歴史が古い抗菌薬のひとつです。「古い」抗菌薬ですが、「新しい」抗菌薬では得られないたくさんの長所があり、ペニシリンは今も感染症診療において極めて価値の高い薬なのです。

抗菌薬選択の判断基準とは……

みなさんは、普段どのような抗菌薬を使っていますか？フロモックス®？セフゾン®？バナン®？クラビット®？ジェニナック®？スオード®？いろいろな選択肢が出てきそうですね。なにしろ経口薬だけ取っても、本当にたくさんの種類がありますからね。

でも、本当に問題なのは、「どの」抗菌薬を使うか？ではなくて、「どうして」その抗菌薬を使うのか？その判断基準だと思うのです。

よくある抗菌薬の選び方に、こんなものがあります。

- キレがいい？
- 強力、あるいは最強？

・細菌に対するＭＩＣが低い？

でも、これらの指標は本当に意味のある指標なのでしょうか。

答えはイエスでもあり、ノーでもあります。

確かに抗菌効果（キレ）は大切な要素ですし、強力（これはしばしば「広域抗菌薬」を意味します）であるかどうかも検討に値するでしょう。

しかし、大切なのは「それだけ」が指標か、という点です。あるパラメーターだけに注目してしまうと、抗菌薬選びは失敗します。抗菌薬選びは言ってみれば、伴侶を選ぶようなものでして、いろいろな観点から総合的に判断するものなのです（まあ、ひとつの取り柄にクラクラしてしまう気持ちもわからんではないですが……）。

❶ ＭＩＣの縦読みは御法度

ときに、ＭＩＣ（minimum inhibitory concentration、最小発育阻止濃度）の高い低いで抗菌薬の効果を評価するのは必ずしも正しくありません。

ＭＩＣはあくまで、ある特定の細菌とある特定の抗菌薬の関係を評価するときにのみ、役に立ちます。たとえば、クラビット®の緑膿菌に対するＭＩＣは高いよりも低いほうがよいのです。

しかし、その緑膿菌に対して、クラビット®のＭＩＣとトブラシン®のＭＩＣのどちらが低いかを比較するのはナンセンスです。

両者は薬理学的にまったく異なる抗菌薬で、最高血中濃度ひとつ取っても異なるわけです。だから、ＭＩＣを比較して「低いほうが正しい抗菌薬」というのは誤った考えなのですね。

たとえば、

LVFX　0.5 μg／mLS
TOB　2 μg／mLS

とあり、緑膿菌はレボフロキサシン（ＬＶＦＸ）とトブラマイシン（ＴＯＢ）の両方に感受性があります。

これを見て「お、レボフロキサシンのほうがトブラマイシンよりもＭＩＣが低いな。だから、クラビット®を選べばいいんだな」と考えてはいけないのです。

抗菌薬選択の判断基準としては、ＣＬＳＩ（Clinical and Laboratory Standards Institute、臨床検査標準協会）の定めた感受性があり、「Ｓ（susceptible、感性）」と表示されていて、投与量さえ間違えなければ、そして他の条件（腎機能や臓器移行性など）が影響しなければ、どれを使ってもＯＫです。ＣＬＳＩのブレイクポイントの最新版はＣＬＳＩのウェブサイトでも見れますし、日本語をご希望でしたら日本臨床微生物学会が変更をアップデートしています。

CLSI

日本臨床微生物学会

古い抗菌薬、ペニシリンを選ぶ理由

さて、話が脱線しました。ペニシリンの話に戻ります。

前述のように、ペニシリンは現在使用されている抗菌薬の中で最も歴史が古い抗菌薬のひとつです。古くさい抗菌薬なんて使わず、新しいのを使えばいいじゃない、とお考えになる向きもあるでしょう。しかし、そうではないのです。こと、抗菌薬に関する限り、実は古い抗菌薬のほうが新しい抗菌薬よりもよいことがあるのです。

一般的に、古い抗菌薬には新しい抗菌薬に対して次のようなアドバンテージがあります。

①余計な菌を殺さない（narrow is beautiful の法則 ☟脚注）
②副作用情報が十分に理解されている
③値段が安い（これは諸刃の剣）

☟脚注 "narrow is beautiful" とは？

narrow は「狭い」ということ。
抗生剤を使うときは、狙った菌にターゲットを絞った「狭い」抗生物質を使うのが「美しい」、理にかなっている、という意味です。これは、ぼくたち感染症屋のスローガン、座右の銘にもなっている珠玉のフレーズで、迷ったときはいつもこの言葉に立ち返ります。
原因菌の確定までに時間がかかったり、あせったりすると、医者はつい「広い」抗生剤でお茶を濁したくなるものですが、そのときの戒めにもなっています。
［著：岩田健太郎、麻疹が流行する国で新型インフルエンザは防げるのか、亜紀書房、２００９］

narrow is beautiful は英文法的に間違っているのじゃないか、という指摘をいただいたことがありますが、昔あった『Small is Beautiful』というシューマッハーの本のタイトルのもじりです。前例があるから、まあいいんじゃないか？と思います。言葉は言語学者のものではなく、使う人のものですから。構造主義のソシュールもそんなことを言っていたように記憶しています(間違ってたらすみません）。

抗菌薬は、感染症の原因となっている菌をピンポイントで殺すのがスマートなやり方です。皮膚の常在菌、腸内細菌、膣内のデーデルライン（Döderlein）桿菌……。こうした病気を起こしていない菌が、人間にはたくさんくっついています。人間は本質的に細菌と共存しているのです。〝無菌室で育った人間〟なんて、世間知らずのお坊ちゃま、お嬢ちゃまを指して言うことがありますが、たとえ無菌室で育っても人間の体はばい菌だらけなのです。そして、それは決して悪いことではありません。皮膚の常在菌は病原性のある菌が皮膚の感染症を起こすことを阻害してくれます。デーデルライン桿菌は膣内を酸性環境に保ち、他の菌が入っていくことを防いでくれるのです。

広域抗菌薬をみだりに使ってしまうと、このような常在菌まで死滅してしまいます。抗菌薬を「風邪」に使用（こんなことをしてはいけません！）した後に、下腹部がかゆくなってしまう……、こんな経験をした女性は多いのです。これはカンジダ膣症が原因です。膣内常在菌を抗菌薬でみだりに殺してしまったがゆえの、合併症です。

また、クリンダマイシン、セファロスポリン系薬（とくに第3世代）、ニューキノロン系薬などでみだりに腸内細菌を殺していると、殺せなかったディフィシル（*Clostridioides difficile*）菌が暴れ出して、偽膜性腸炎（ＣＤＩ）の原因になることもあります。
もちろん、広域抗菌薬を使用した際の耐性菌の出現も大いに問題です。

広域抗菌薬も、感受性検査の結果を見て、きちんと狭く絞りましょう（de-escalation）

前項で述べました。

われわれも、de-escalation の効果を吟味したメタ分析を発表しています。多くの感染症、多くのセッティングでは de-escalation は感染症治療の効果を低めませんし、場合によっては治療効果が上がることもあります。広域抗菌薬の使用で、ＣＤ疾患（C. *difficile* infection）のような合併症も減らせるからかもしれません。

〔Ohji G, Doi A, et al : Is de-escalation of antimicrobials effective? A systematic review and meta-analysis. Int J Infect Dis 49 : 71-79, 2016〕

①新薬では副作用のことはわからない

副作用は、既存の副作用だけとは限りません。ぼくは原則、新発売の新しい抗菌薬は「それでないと治せない感染症でない限り」、発売後数年間は使いません。そして、「それでないと治せない感染症」って、限りなく皆無に近いくらい、まれです。

どうしてかというと、日本の抗菌薬の新薬ってものすごくオリジナル作品が少ないからです。ちょっと側鎖を換えたニューキノロン、ちょっと換えたカルバペネム、またいつか来た道。古い曲をアレンジしたニューバージョンっていう感じです。

そして、それを使わなくとも、古い薬を使えば十分に対応できることが、99%、あるいはそれ以上なのです。

新薬を使わないのは、単にお値段が高いせいばかりではありません。副作用のプロファイルが不明だからです。

第3相までの臨床試験では、とてもとても抗菌薬の副作用の全貌はわかりません。たかだか、数百人レベルの、しかも健康な人、合併症を持っていない患者さんが大多数のデータです。実際に世に出て数年使ってみて、初めて副作用の全貌は明らかになるのです。

その証拠に、近年日本に導入された抗菌薬のいくつかは、それまで認識されていなかった副作用が販売後明らかになって大きな問題になりました。意識障害を起こすテリスロマイシン［ケテック®（販売中止）］、血糖異常の原因となったガチフロキサシン（ガチフロ®）などがその例でした。ぼくたちは歴史から学ばなければなりません。これも不思議な話で、「新型コロナウイルス感染症のワクチンは長期の安全性が不明」とかいって接種を嫌がる人がいるのに、なぜ長期の安全性が不明な新薬にはホイホイ飛びついてしまうのか……。

ぼくがペニシリンのような古い薬を好むのは、この薬の副作用の全貌は完全に明らかになっているからです。もう、われわれは、新しいペニシリンの副作用を新発見、なんてことはまずありえないでしょう。バイアルに不純物でも混じったりしない限り……。

抗菌薬に副作用があることは、問題ではありません。副作用ゼロの抗菌薬などこの世には存在せず、それは将来も存在し得ないであろうことは自明です。自明なことは問題ではありません。

どの副作用が、誰に、どの頻度で起きるか？
副作用を凌駕するくらい、明確な利益があるか？

ということさえ見極められればよいのです。

問題は、自分が使っている薬の副作用がどんなものかよくわからない場合です。これは、怖い。

だってリスク・利益のバランスだってわかりっこないんですもの。新薬は一般的に、そういう意味で「怖い」のです。

ぼくは、ＩＣＵで入院している重症肺炎患者さんよりも、原因不明の熱が出ている一般病棟の患者さんに恐怖します。たとえ重症肺炎であっても、あるいは重症肺炎であるからこそ、ぼくたちがやらなければならないことは限定されてきて、その戦略にはさほどバリエーションはありません。

しかし、目の前で熱発していて、その原因がわからない患者さんに何をしたらよいのか、この患者さんが明日どうなるのかは、予見できないのです。

予見できない現象ほど恐ろしいことはありません。

第5回

ペニシリンを制するもの、感染症を制す〈ペニシリン Part 2〉

ペニシリンは非常に古いですがとても使い勝手のよい抗菌薬で、ぼくもしばしば用いています。その守備範囲はとても広く、髄膜炎菌性髄膜炎、アクチノミセス症、感染性心内膜炎など非常に多様なのですが、ここでは一般診療、とくに外来診療で遭遇しやすい疾患へのペニシリン系抗菌薬の使用法をお伝えしたいと思います。

実は難しくない、ペニシリン製剤の使い方

一言でペニシリン、と言っても実はいろいろな種類があります。しかし、心配は要りません。一般外来で用いるペニシリンはそんなに多くないのです。

それは、

①アモキシシリン（サワシリン®など）
②アモキシシリン・クラブラン酸（オーグメンチン®など）

の2種類だけです。

いずれも経口薬です。他は、差し当たって覚える必要はありません。

……ええ？これだけ？

そうなんです。本当は、古典的なペニシリンであるベンジルペニシリン顆粒（バイシリンG®顆粒）もできれば皆さんに使いこなしてほしいのですが、バイシリンG®でできることはたいてい、サワシリン®で代替可能ですから、まあいいでしょう。悲しいかな、最近は薬局でもバイシリンG®を置いていないところも多いので、処方箋を切っても患者さんの手に入らないことも多かったりするのです。

ペニシリン製剤は半減期が短いので、外来や在宅診療のセッティングで注射薬を用いることはほぼないと思ってください。

ちょっと難しい言い方をしますと、ペニシリン製剤は「時間依存性」という属性を持っています。時間依存性というのは、要するに体内に入っている時間が長ければ長いほどよく効きますよ、という意味です。外来のセッティングでいくらユナシン-S®（アンピシリン・スルバクタム）とかピペラシリンNa注射用「サワイ」（ピペラシリン）を点滴で投与しても、数時間で体から消えてなくなってしまい、一般的な感染症の治療には役に立ちません。

中途半端な抗菌薬投与は耐性菌を増やしたり副作用を引き起こすだけで、患者さんの利益になりません。

表1　外来診療でサワシリン®を使う主な状況

①細菌性急性咽頭炎
②急性中耳炎で対症療法で治らないもの
③急性副鼻腔炎で対症療法で治らないもの
④グラム染色で肺炎球菌が見えた場合の軽症肺炎
⑤梅毒

サワシリン®などアモキシシリンの使い方

一般の外来診療でとても使い勝手がよいのがサワシリン®です。古くて安い薬なのですが、まだまだ使い道は多いのです。では、どんな状況でサワシリン®を使ったらよいのでしょう。外来診療でサワシリン®を使う主な状況については**表1**のとおりです。

もっとマニアックで、珍しくて難しい感染症にもペニシリンは大いに役に立ちます。そういう詳しいペニシリンの使い方も知りたい、という方は、拙著『抗菌薬の考え方，使い方 ver.4』（中外医学社，２０１８）をご覧ください……宣伝、終わりです。

1 細菌性急性咽頭炎の診断には迅速診断キット

急性咽頭炎は、ウイルス性と細菌性に分けることができます。年齢が下がれば下がるほど細菌性の可能性が高まりますが、新生児などでは逆に低くなります。年齢が上がるとウイルス性の可能性が高まり、とくに45歳を

表2　Centor 基準（Centor criteria）における A 群 β 溶血性レンサ球菌による咽頭炎の典型的所見

①咳がない ②前頸部のリンパ節腫脹（圧痛あり） ③発熱（38°C以上） ④咽頭に白苔べったり（扁桃腫大・滲出液の付着）
→ 3 項目が陽性の場合：細菌性咽頭炎の可能性 40 ～ 60%（陽性的中率） → 1 項目のみ陽性の場合：細菌性咽頭炎の可能性 80%（陰性的中率）

過ぎると細菌性の可能性は極めて低くなります。

細菌性、ウイルス性の区別にはいろいろな方法がありますが、ここでは Centor の基準（Centor criteria）をご紹介します（**表2**）。有名な Centor 基準ですが、陽性的中率40～60％というのは、なんだかぱっとしない数字ですね。

というわけで、今は溶血性レンサ球菌感染迅速診断キットがあり、咽頭をこすって検査することができます。Centor で3点以上なら迅速キット。細菌性急性咽頭炎であれば、ほぼ全例A群β溶血性レンサ球菌（*Streptococcus pyogenes*）が原因です。だから、溶血性レンサ球菌の迅速診断キット（感度80～90％）を使えばたいていの細菌性急性咽頭炎を診断することができます。

咽頭培養を使ってもよいですが、結果が出るまでに数日かかるなど、面倒くさいことが弱点です。また、残念ながら日本の保険診療では迅速キットと咽頭培養の両方を同時に検査に出すことができないので、これもマイナスポイントです。

いずれにしても、A群β溶血性レンサ球菌は100％ペニシリン製剤に感受性があることがわかっていますから、培養・感受性検査の結果は必ずしも必要ありません。このことも、迅速診断キットの優位性を支持しています。

急性咽頭炎の場合、微生物学的な確定検査は必須です。たとえ熱があり咳がなく、前頸部リンパ節腫脹があり、白苔べったりな「こてこての」急性咽頭炎でも、実際に細菌性である可能性は6割弱しかないのですから。細菌性咽頭炎の臨床診断は困難なのです。だから、検査が必要なのですね。

で、臨床的にのどが腫れていて熱のある患者さんが、もし検査が陽性であれば、溶血性レンサ球菌による細菌性咽頭炎と診断します。そのときは、

Rp　サワシリン®　500mg　1日3回（1日量1,500mg）、10日間

小児であれば、

Rp　25〜45mg／kg／日を1日量として　1日2回、10日間

というように処方します。

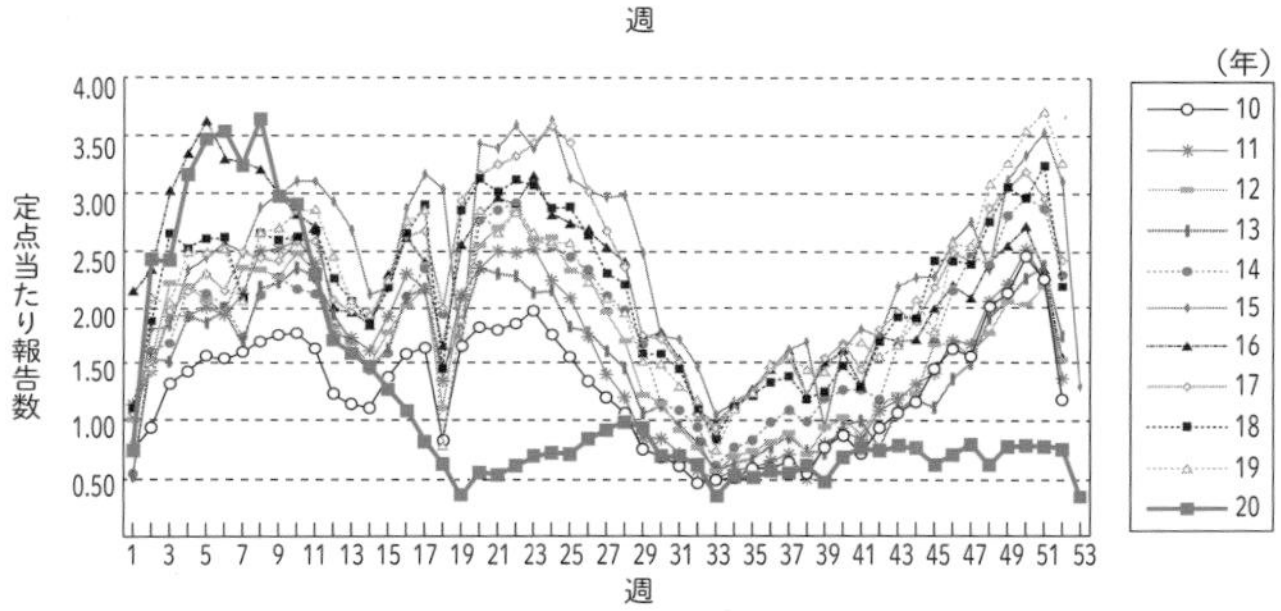

図１　A群溶血性レンサ球菌咽頭炎の定点当たり報告数（2010～2020年）

〔感染症発生動向調査 感染症週報22巻（第52・53合併号）、2020より作成〕

ペニシリンアレルギーのあるときは、セファレキシンなどセフェム系薬を使うことで対応できます。重度のペニシリンアレルギーがあり、セフェム系を含むβラクタム系抗菌薬をまったく使えない場合は、クリンダマイシンなどβラクタム系以外の抗菌薬を選べばいいでしょう。

２０１９年の厚生労働省院内感染対策サーベイランス事業（ＪＡＮＩＳ）によると、外来検体におけるA群溶血性レンサ球菌のエリスロマイシン耐性は28.6％でした。マクロライド系抗菌薬は使いにくいってことです。一方、クリンダマイシン耐性菌は10.1％。９割程度は効果が期待できるので、こちらは選択肢となるでしょう。もちろん、ペニシリンは100％感受性がありました。

２０２０年のA群溶血性レンサ球菌咽頭炎はとく

に11週以降例年よりもずっと少ない報告のままでした（**図1**）。ただ、ほとんど「なくなってしまった」インフルエンザとは違い、少数ながら一定の頻度で報告され続けています。

新型コロナウイルス感染症は小児の患者は比較的少ないのと、咽頭所見や頸部リンパ節腫脹など臨床所見が異なること、インフルエンザと異なり細菌感染の合併が少ないことから、両者を区別するのは比較的容易だと思います。あとは検査で峻別ですね。

② アミノペニシリンは副作用・アレルギーに注意

サワシリン®のようなアミノペニシリンは、同じくのどが腫れて熱が出る伝染性単核球症の患者さんに投与すると全身皮疹の原因になります。年に数回、このようなアクシデントを目にします。

ですから、

- 急性咽頭炎は臨床所見のみでの確定診断は禁物。迅速診断キットなどで微生物学的診断を！
- のどが腫れて熱がある、という理由だけで抗菌薬を使うと

裏目に出ることが！

これは大切な知識ですから、しっかりおさえておきましょう。こうした副作用を避けるために、アミノペニシリンではないペニシリンＧ®顆粒を用いるという手もあります。

そうそう、伝染性単核球症というと、ＥＢ（Epstein-Barr）ウイルスと思われがちですが、しっかり他の病原体も原因になります。とくに重要なのはヒト免疫不全ウイルス（ＨＩＶ）。ＨＩＶ感染が伝染性単核球症や急性咽頭炎として表れることはしばしばあります。可能性があれば、ＨＩＶ検査［polymerase chain reaction（ＰＣＲ）も一緒に］をやるのがよいでしょう。残念ながら本稿執筆時点では診断目的のＨＩＶのＰＣＲ検査は保険適用がありません。あんだけ、コロナ、コロナでＰＣＲ使いまくってんのに、なんでやねん（突然関西弁）。

「急性咽頭炎であれば第3世代のセフェムがよく効くと聞いたことがあるぞ」

と、おっしゃる方もおいでかもしれません。

確かに、第3世代のセファロスポリン系薬は急性咽頭炎によく効きます。専門家の中には、治療効果はセフェム系薬のほうが上だ、と考える人もいます。しかし、その治療効果はサワシリン

®に比べて圧倒的に優れているというわけではなく、両者の差はたとえあったとしてもごくわずかです。そして、偽膜性腸炎（CDI）など副作用のリスク、薬剤耐性菌のリスクを考えると、第3世代セフェム系薬を急性咽頭炎に使うのは推奨できません。もしペニシリンアレルギーなどでセフェム系薬を使うんなら、むしろ第1世代のセフェム系薬（セファレキシン）ですね。

米国感染症学会のガイドラインでもA群β溶血性レンサ球菌の急性咽頭炎の治療薬はペニシリンが推奨され、ペニシリンアレルギーの場合にはセファレキシン、クリンダマイシン、マクロライド系(アジスロマイシンやクラリスロマイシン)、そしてセファドロキシルが推奨されています。セファドロキシルはやはり第1世代のセファロスポリンで、消化管からの吸収（バイオアベイラビリティ）も90％と優秀です。かつてサマセフ®などの商品がありましたが、今はドルセファン®（経過措置医薬品）という商品名で売られています。

後述しますが、経口第3世代セフェム系薬は一般にバイオアベイラビリティが悪いのが特徴で、これもこのクラスの抗菌薬を用いない理由の1つです。

〔Shulman ST, Bisno AL, et al : Clinical Practice Guideline for the Diagnosis and Management of Group A Streptococcal Pharyngitis : 2012 Update by the Infectious Diseases Society of America. Clin Infect Dis 55 : e86-102, 2012〕

第6回

ペニシリンを制するもの、感染症を制す〈ペニシリン Part 3〉

外来診療でアモキシシリン（サワシリン®）を使う主な状況のうち、細菌性急性咽頭炎は前回（第5回）取り上げました。さて今回は、急性中耳炎と急性副鼻腔炎、肺炎球菌による軽症肺炎についてです。

急性中耳炎・急性副鼻腔炎には原則「抗菌薬なし」

２０１３年に発表、２０１９年に再確認された米国小児科学会／米国家庭医学会のガイドラインでは、急性中耳炎の治療は48時間以上続く激しい耳痛か、39℃以上の発熱がある場合にのみ抗菌薬治療が推奨されています。ただし、生後6～23ヵ月の子の両側性中耳炎には抗菌薬を用います。抗菌薬処方よりも大事なのは丁寧なフォローアップであるとも書かれています。で、

ファーストチョイスはサワシリン®（アモキシシリン）

となります。

〔Lieberthal AS, Carroll AE, et al : The diagnosis and management of acute otitis media. Pediatrics 131：e964-999, 2013〕

大多数の急性中耳炎はウイルス性だったり、たとえ細菌性であっても自然経過でよくなるため、抗菌薬なしで対症療法で様子を見ましょうね、ということです。

日本でもいろんな団体から急性中耳炎の診療ガイドラインが発表されていますが、抗菌薬選択の理路が不十分なため、ぼくはこうしたガイドラインに従って抗菌薬選択をしないほうがよいと思います。

① 重症急性中耳炎には大量投与が望ましい

重症の急性中耳炎の場合、年齢に関係なく10日間の治療が推奨されています。とくに若年者では、10日間の投与が望ましいと考えられています。ただし、2歳以上5歳以下かつ軽症・中等症の場合は7日間、6歳以上かつ軽症・中等症の場合は5～7日間の治療が推奨されます。

なお、日本の添付文書ではサワシリン®の投与量は40mg／kg／日が最大量ですが、40mgを80mgと倍量にしてやることで、中耳内抗菌薬濃度を高めることができますから、ここはアメリカのガイドラインどおりに大量投与のほうが望ましいでしょう。

Rp サワシリン®　80～90mg／kg／日、朝晩2分割

ペニシリンアレルギーがある場合は、経口セファロスポリンを選択します。また、治療失敗時にはアモキシシリン・クラブラン酸を選びます。

Rp クラバモックス®（アモキシシリン・クラブラン酸）
アモキシシリン換算で90mg／kg／日を2分割

昔はこうしたペニシリン製剤は大量投与ができなかったのが難点でしたが、現在ではサワシリン®もクラバモックス®もきちんとした投与量が添付文書上に記載されています。日本も少しずつ改善しています。成人の場合は、

Rp オーグメンチン®（アモキシシリン・クラブラン酸）1錠
＋サワシリン®250mg　2カプセルを1日2回

いわゆる、「オグサワ」にて適切な量のアモキシシリン・クラブラン酸を投与できます。

2 軽症の急性副鼻腔炎は対症療法で経過観察

鼻づまり、鼻炎、前頭部の痛み、頭を前屈みにすると痛みが増す…というのが典型的な急性副鼻腔炎のゲシュタルトでしょうか。

急性副鼻腔炎の考え方は、基本的に急性中耳炎と同じです。軽症例には抗菌薬を出さないのが基本です。大多数の患者は後述の対症療法だけでよくなってしまいます。

症状が10日以上続く、39℃以上の発熱や膿汁が出て3、4日経っている場合、症状がだんだん増悪していく場合などは抗菌薬を使います。

その場合の選択肢も、中耳炎のときと同じくサワシリン®です。海外では主な原因菌の肺炎球菌薬剤耐性のため、アモキシシリン・クラブラン酸のほうが優先選択されますが、日本ではペニシリン耐性肺炎球菌は少ないので、サワシリン®を選択してよいと思います。前掲（☞第5回）の厚生労働省院内感染対策サーベイランス事業（ＪＡＮＩＳ）のデータによると、２０１９年の外来検体では肺炎球菌のペニシリン感受性は98.9％と、ほぼほぼペニシリン感受性でした。

[Chow AW, Benninger MS, et al : IDSA Clinical Practice Guideline for Acute Bacterial Rhinosinusitis in Children and Adults. Clin Infect Dis 54 : e72-112, 2012]

Rp

対症療法としては

①アセトアミノフェン（カロナール®など）

②プリビナ®液0.05％（ナファゾリン）（ただし、3日以上は使わない）

③フルナーゼ®点鼻液（フルチカゾンプロピオン酸）

対症療法なので、漢方薬なんかもいいかもしれません。

Rp

鼻詰まりの場合は

葛根湯《かっこんとう》加《か》川芎《せんきゅう》辛夷《しんい》（2番）

Rp

膿性鼻汁の場合は

辛夷《しんい》清肺湯《せいはいとう》（104番）

などでしょうか。

抗菌薬は（使うとすれば）次のように用います。

Rp　サワシリン®（アモキシシリン）250〜500mg　1日3回、5〜7日間
小児の場合は10〜14日という長期の治療が推奨されます。

ペニシリンアレルギーなどがある場合は、

Rp　バクタ®（ST合剤）2〜4錠、分2、10〜14日間

難治性の場合、増悪の場合は専門医に紹介するか、

Rp　アモキシシリン・クラブラン酸（前掲の「オグサワ」にして）

を使ったりします。

やはり、日本では薬剤耐性菌が多いのでマクロライド系のクラリスロマイシン（クラリス®）、アジスロマイシン（ジスロマック®）は推奨されません。また、バイオアベイラビリティの悪い第3世代のセフェム系（セフゾン®、フロモックス®、メイアクト®など）も推奨しません。広域抗菌薬のキノロン系（シプロキサン®、クラビット®、ジェニナック®など）もファーストラ

インでは使わないほうがよいでしょう。

慢性副鼻腔炎は感染症・非感染症などいろいろな原因が絡み合い、難治性になることが少なくありません。推奨されている治療は生理食塩水での患部の洗浄、鼻内ステロイド［アラミスト®（フルチカゾンフランカルボン酸）など］、短期間の経口ステロイドの使用などです。

抗菌薬の効果ははっきりしていませんから使用の強い推奨はありません。もし抗菌薬を用いる場合は21日以内の比較的長期の使用が好まれます。まあ、慢性副鼻腔炎のマネジメントは**専門家に紹介するのも一手かもしれません。**

［Sedaghat AR：Chronic Rhinosinusitis. Am Fam Physician 96：500-506, 2017］

肺炎の重症度はCRB-65で診る

ときに、そもそも「外来で診ることができる」軽症肺炎か、入院が必要な重症肺炎かを、どのように区別したらよいのでしょうか。

しばしば失敗するパターンは、「熱、白血球、CRP」に頼る、いわゆる「CRP医者」というやつです。しかし、実は忙しい外来で、別に採血しなくても、また炎症反応に頼らなくても、

表1　CRB-65スコアと推奨される方針

項目	点数
confusion（意識障害）	1
respiratory rate（呼吸数）≧30回/分	1
blood pressure　収縮期血圧＜90 mmHg または　拡張期血圧≦60 mmHg	1
65歳以上	1
合計	

CRB-65スコア　0〜1：外来治療，2：一般病棟入院，3：ICU入院

肺炎の重症度はわかるのです。

それが、ＣＲＢ－65（**表1**）です。ＣＲＢ－65というのは、ＣＵＲＢ－65という肺炎の重症度分類をさらに改良したものです。Ｕが抜けていますね。これはuremiaのことで、ＢＵＮ（blood urea nitrogen、血中尿素窒素）が高いと肺炎の重症度は増すのです。しかし、採血するのは面倒くさい、というのでＵを取ってＣＲＢ－65となりました。

ＣＲＢ－65のＣはＣＲＰ…ではありませんよ！Ｃはconfusion（意識障害）です。Ｒはrespiratory rate（呼吸数）で、30回／分以上だと陽性です。動脈血酸素飽和度（SpO_2）だけでなく、呼吸数も大事なのです（SpO_2がたとえ96％でも、呼吸数が18回／分のときと44回／分のときでは意味が異なるから、と説明すればご理解いただけますね）。Ｂはblood pressure（血圧）低下、65は患者の年齢65歳以上を指します。

表1のように、これらの条件をまったく満たさなければ死亡率の低い軽症肺炎、１つ該当までは外来治療が推奨されま

す。２つ以上該当すると死亡率が10％以上になってしまうので入院、点滴治療が考慮されます。

このように、肺炎の重症度はいきなり炎症マーカーを見なくても、大丈夫なのです！市中肺炎の重症度分類はいろいろありますが、まあ、どれも有効性に大差はありません。で、ＣＲＢ－65が一番簡単なので、オススメです。

〔McNally M, Curtain J, et al : Validity of British Thoracic Society guidance (the CRB-65 rule) for predicting the severity of pneumonia in general practice : systematic review and meta-analysis. Br J Gen Pract 60 : e423-433, 2010〕

軽症の市中肺炎を外来でどう治療するか。まずはグラム染色です。肺炎球菌による肺炎ならば、前述のＪＡＮＩＳのデータに従い、アモキシシリン（サワシリン®）でよいでしょう。インフルエンザ菌やモラキセラといったグラム陰性菌が原因の場合は若干難しいですが、セフトリアキソンを外来で１日１回１ｇを点滴注射か、レボフロキサシンのようなバイオアベイラビリティのよい広域抗菌薬を用いるというのも手だと思います。

グラム染色で見えない肺炎の場合は、本稿執筆の２０２１年時点ではまず新型コロナウイルスを考えます。入院が必要か（あるいは可能か）はそのときの流行の状態や地域の医療の逼迫度によるでしょう。マイコプラズマやレジオネラといった「非定型肺炎」は、外来で治療できる軽症例ならミノサイクリンのようなテトラサイクリン系薬を用いるのがよいと思います。ただし、8歳未満の小児では歯の着色など副作用が問題になるので使わないほうがよいでしょう。8歳未満の肺炎なら、日本だと基本入院治療だと思いますが、入院できない場合はサワシリン®などで治療します。小児の肺炎の外来治療はやや複雑なので、ガイドラインや成書をご参照ください。

次回はペニシリン最終回、「内科の王様」についてです。

第7回

ペニシリンを制するもの、感染症を制す〈ペニシリン Part 4〉

4回（第4回〜第7回）にわたって，外来診療でアモキシシリン（サワシリン®）を使う主な状況についてお話ししてきましたが，さあ，最後はいよいよ梅毒の話です．

"He who knows syphilis, knows medicine."

そう言ったのはウィリアム・オスラーだったと思います．頭の先からつま先まで，さまざまな症状を示す梅毒はまさに「内科の王様」と呼んでもよいでしょう．

梅毒を制するもの，内科を制す―まずは検査の解釈から

皮疹，発熱，中枢神経疾患，心疾患，肝疾患，骨の疾患などなど，さまざまな症状を示す梅毒．その診断に最も有用なのは血清学的な検査ですが，この解釈が結構難しいのです．

梅毒の血清学的検査は，梅毒に感染した患者さんの抗体を見るもので，①非特異的検査と②特異的検査の大きく2つに分けられます．

① 非特異的検査は定量的に測定

非特異的な血清学的検査には、

- ・ガラス板法
- ・ＲＰＲ（rapid plasma reagin、迅速プラズマレアギン試験）カードテスト法
- ・ＶＤＲＬ（venereal disease research laboratory、米国性病研究所）法

などがあります。

これらの検査は、カルジオリピン－レシチン抗原に対する抗体を調べるものですが、梅毒以外でも陽性反応を示すことがあります。典型例は全身性エリテマトーデス（ＳＬＥ）ですが、慢性肝疾患や、伝染性単核球症、リウマチ、結核、ヒト免疫不全ウイルス（ＨＩＶ）感染などでも同様です。

また、疾患がなくても妊娠や加齢でも偽陽性が出ることがあります。生物学的疑陽性と呼ぶこともあります。偽陽性（間違って陽性になる）と疑陽性（微妙に陽性になる）は本来、意味が違っていて、ＲＰＲの場合は生物学的偽陽性と書くのがむしろ正しいとぼくは思いますが、ま、とに

かく日本語は同音異義語が多く、かつその異義語の「異義」の違いっぷりが微妙だったりするので、ややこしいことこの上ありません。あんまり気にしないのが一番だと思います（笑）。

いずれにしてもＲＰＲのような「非特異的な検査」は定量的な測定が大事です。要するに、数値が高いか低いかが、重要ということです。

これまでの非特異的検査では、被験血清が陽性反応を示す最高希釈倍量を「2倍、4倍、8倍…」と、倍数で表示してきました。通常は8倍以上で有意とします。ただし、生物学的偽陽性でも高いタイター（力価）が出ることがあるので、ここは注意が必要です。治療をすれば下がりますが、ゆっくり年単位で下がるので、次の週に陰性化していなくてもがっかりする必要はありません。

しかしこれが最近、倍数指標ではなく、「0.9、1.0、1.1…」といった実数表示になりました。沈降反応の希釈倍率を見るガラス板法から、光学判定を自動的に行うラテックス凝集反応に変更になったからです。この数値と倍数の数字は同じように扱えばよいと考えられています。

❷ 特異的検査は定性的に判断

特異的な血清学的検査には、FTA-ABS（fluorescent treponemal antibody absorption）、ＴＰＰＡ（*Treponema pallidum* particle agglutination assay）、ＴＰＬＡ（*Treponema pallidum* latex agglutination)、TPHA（*Treponema pallidum* hemagglutination）などがあります。

これらの検査では *T. pallidum* 特有の抗原を用いますから、「特異的」であり、陽性であれば梅毒の存在、あるいは梅毒「だった」可能性が高いということになります。

特異的な検査は定性的に判断する
陽性か、陰性か、それだけです

ここでは、何倍、という数字は臨床判断の役に立ちません。治療をしても下がりませんし、下がってもがっかりする必要はありません。これは見なくてもよいのです。

臨床現場では、梅毒をどう検査・治療するか

① 抗体価の低い第1期に行うべき検査は……

さて、それでは各論です。

まずは、第1期の梅毒、下疳《げかん》（潰瘍ができる）の時期です。この時期は血清学的診断があまり

役に立ちません。感染初期なので抗体が上がっていないことが多いからです。

この場合、痛みのない陰部潰瘍ということで臨床診断してしまうことが多いのですが、これも非特異的なので教科書ではダークフィールド検鏡（darkfield microscopy）でスピロヘータを見つけることを推奨しています。病変部を取ってきて、特殊な顕微鏡で光学顕微鏡でも見つけられない小さな小さなスピロヘータを見つける方法です。

が、多くの医療機関はこの方法を用いていません。技師さんの特殊な技術も必要なようです。ぼくもアメリカの性感染症（ＳＴＤ）クリニックで見たことがあるだけです。梅毒の第１期では、血液検査はあまり役に立ちません。

ところで、第１期の梅毒で一番最初に立ち上がってくる抗体は何でしょうか？

これは、ＲＰＲではなく、特異的なFTA-IgMです。ＲＰＲ陰性、ＦＴＡ陽性だと「治療ずみ」と判断されやすいですが、第１期の梅毒でもそうなることがあるのです。

まあ、でも現実世界では第１期梅毒の診断は検査ではなく、病歴と診察所見ですね。第１期なので性交渉歴も覚えている可能性が高いですし。

検査で第1期梅毒は除外できない

と知っておくことが大事です。

2 第2期以降の梅毒検査の解釈

第2期の梅毒では、ほぼ全例、非特異的検査も特異的検査も両方が陽性になります。症状のない梅毒、潜伏梅毒（latent syphilis）では、第2期の梅毒同様、RPR陽性、TPHA陽性です。第3期も同様です。

治療効果の判定にRPRは有用ですが、TPHAのような特異的な検査は役に立ちません。かならずRPRが下がってくることだけを確認します。

フォローの場合は同じ検査・アッセイ系でフォローすることが大切です。患者によって抗体の下がり方に差がありますが、大体1～2年かけて下がりますから、数週間で下がらなくてもがっかりする必要はありません。

もし、タイターが上がったり下がらなかったりする場合があれば、それは治療失敗や再発というより、再感染の可能性が高いです。STDは必ずパートナーも診断・治療するのが原則ですね。

神経梅毒は第1期・2期・3期のいずれのケースでも合併する独立した病態です。髄液検査で診断しますが、その解釈は結構難しいものです。神経梅毒を疑ったら、専門家にコンサルトしたほうがよいでしょう。

3 梅毒の治療はペニシリンにプロベネシドを併用

梅毒治療の基本はペニシリンですが、世界標準の筋注用ベンザチン（ベンジルペニシリン）が日本には存在しないため（☞注）、治療は結構難しいのです。血中濃度を高めるためにプロベネシドを併用します。この「変法」はいわば、臨床データはないけどベンザチンないしー、な「仕方なく」の選択肢だったのですが、日本から臨床試験のデータが出て、有効性も安全性も示されました。よかった、よかった。

〔Tanizaki R, Nishijima T, et al : High-dose oral amoxicillin plus probenecid is highly effective for syphilis in patients with HIV infection. Clin Infect Dis 61 : 177-183, 2015〕

Rp

サワシリン®（アモキシシリン）3g 1日3回経口に加え、
ベネシッド®（プロベネシド）500mg 1日3回経口
これを14日間
潜伏梅毒なら、原則28日間

注：2021年9月27日、ベンジルペニシリン（筋注）が承認されました。日本の梅毒診療が大きく変わるかもしれません。

なお、梅毒はＳＴＤなので、診断したらパートナーの診断と治療、予防教育、そして他のＳＴＤ（クラミジア、淋菌、Ｂ型肝炎、Ｃ型肝炎、そしてＨＩＶ）の検査が必要になります。地域によっては、これらの検査を「過剰」と見なして保険で切られてしまうことがあるそうです。しかし、１つのＳＴＤを見つけたら、他のＳＴＤを探すのは感染症診療の原則中の原則、まっとうな医療です。まっとうな医療ですから、ぜひ保険審査委員会に再審査請求をしてください。正論は、しつこく通すのが肝心です。

梅毒の治療初期に、抗菌薬で壊れた菌体が全身反応を起こす「Jarisch-Herxheimer《ヤーリッシュ・ヘルクスハイマー》反応」を見ることがあります。一過性の発熱や皮疹が起きるのですが、全身状態がよいので、ペニシリンによるアナフィラキシー（アレルギー）と区別できます。解熱鎮痛薬など対症療法ですぐによくなります。患者さんにも、このようなことが起きる可能性があることを先に説明しておいたほうがよいでしょう。

アモキシシリン・クラブラン酸の使い方

さて、ペニシリン系抗菌薬の最後にアモキシシリン・クラブラン酸についても触れておきましょう。

アモキシシリン・クラブラン酸は、βラクタマーゼ阻害薬が入っているおかげで、多くのグラム陰性菌（緑膿菌などは除く）、嫌気性菌に効果があります。そこで、これらが原因となる腹部の感染症によく用いられます。

とはいえ、外来で治療する腹部の感染症というと、憩室炎など限定された感染症になってしまいますね。

あとほかには、動物咬傷。ヒトも含め、動物に咬まれた場合は全例抗菌薬使用となります。ネコなどではパスツレラなどが問題になります。このときも、アモキシシリン・クラブラン酸が第一選択薬です。

余談ですが、「どの動物に咬まれたか？」でカバーすべき抗菌薬は変えるべきなのでしょうか。変えるべきなのかもしれません。それぞれの動物によって口腔内に常在している微生物は異なりますから。研修医のとき、「馬に咬まれた」という患者さんを見たのですが、「ウマ咬傷」のときの抗菌薬はどこを探しても見つからなくて、往生した思い出があります。

「熱病」の愛称で有名な抗菌薬の『サンフォード・ガイド』。日本語版もありますが、ぼくはもっぱらiPhoneの原書の方のアプリを使っています。これとジョンズ・ホプキンス大学の『ABX Guide』があれば、たいていの感染症については網羅できる優秀な「あんちょこ」です。

で、最近の『サンフォード・ガイド』では「咬傷」= animal biteの情報がリッチです。めちゃくちゃリッチです。

アプリの「Syndrome」から「Skin and Soft Tissue」に行き、そこから「Bites」を選びます（図1）。

あるわ、あるわ。ワニとか、コウモリとか、熊とか、ラクダとか……「コモドドラゴン」まであります。コモドドラゴンってなによ（笑）。

ウマ（Horse）もありました。研修医のときあれば、便利だったな。*Actinobacillus lignieresi* など様々な微生物が関与します。ま、結局選ぶのはアモキシシリン・クラブラン酸なんですけどね（笑）。

感染症屋の間ではジョークがあって、「一番、咬まれて最悪な動物は？」という問題。答えは「人

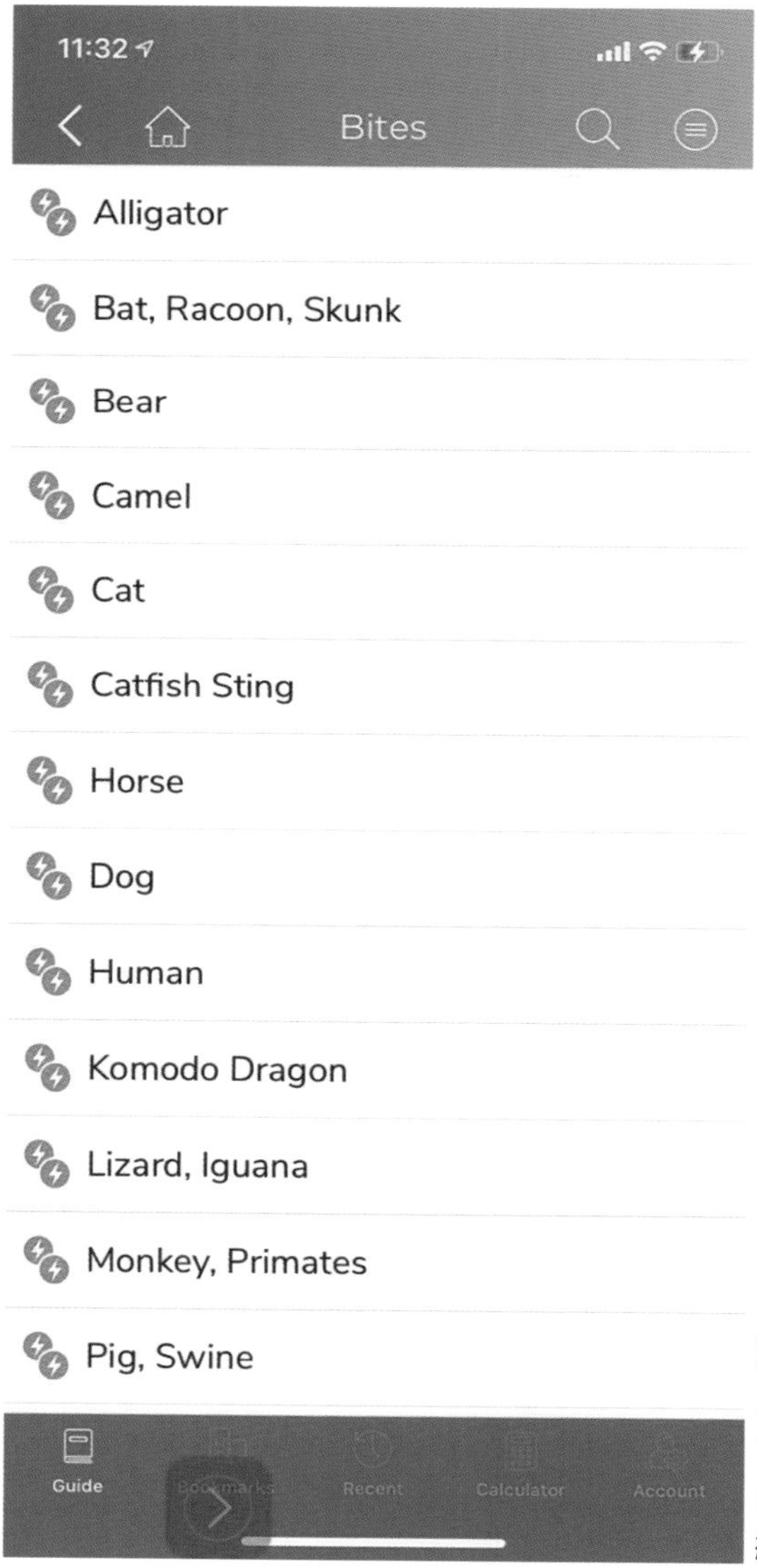

図1 『サンフォード・ガイド』アプリ内のBite（咬傷）の検索結果

間」。心内膜炎を起こす *Eikinella corrodens* など難治性の菌がヒトの口腔内にいます。ま、どうして人間に咬まれるかというと、それはご想像におまかせします。現実世界で多いのは、「顔を殴って、相手の歯で怪我をした」なんですけど。『サンフォード・ガイド』にも「ヒト（Human）」はちゃんとあります（笑）。抗菌薬は？　はい、もちろん、アモキシシリン・クラブラン酸です。結局、アプリは選択肢がたくさんあって面白いですが、治療法はあまり変わらないですね。

閑話休題。

アモキシシリン・クラブラン酸は、サワシリン®でうまく治療できなかった難治例の治療に選択的に用いるかもしれません。急性中耳炎や副鼻腔炎、軽症の肺炎などですね。日本のアモキシシリン・クラブラン酸のうち、オーグメンチン®はクラブラン酸の配合比率が高すぎて（アメリカの倍！）、下痢などの副作用を起こしやすいのが欠点です。それを克服するため、サワシリン®と併用してやると、ちょうどよい比率になります。前述（☞第6回）の「オグサワ」です。復習しておきましょう。

Rp アメリカの875mg製剤（アモキシシリン750mgとクラブラン酸125mg）を作るには、
オーグメンチン®250mg製剤（クラブラン酸125mg）に
サワシリン®250mgを2錠併用。これを1日2回

このように使えば、アメリカと同じ治療法になります。

なお、小児用のクラバモックス®はクラブラン酸の配合比率が低いので、下痢の副作用が少なくてすみます。これも前述の通り。

ペニシリンのおさらい

◎その1：一般外来で用いるべきは2種類だけ

①アモキシシリン（サワシリン®など）
②アモキシシリン・クラブラン酸（オーグメンチン®など）

◎その２：アモキシシリンを外来で使う主な５疾患

①細菌性と確定した急性咽頭炎
②対症療法で治らない急性中耳炎
③対症療法で治らない急性副鼻腔炎
④肺炎球菌による軽症肺炎
⑤梅毒（プロベネシド併用）

◎その３：アモキシシリン・クラブラン酸を使う３場面

①憩室炎など腹部感染症
②動物咬傷
③アモキシシリン難治例

第8回

使いやすいがゆえに間違える、セファロスポリンの難しさ

セフゾン®、バナン®、フロモックス®、メイアクト®にトミロン®……。本当にセファロスポリン系薬ってたくさんありますね。とても使いやすいため、たくさん使われているわりには、いや、たくさん使われているがゆえに、セファロスポリンくらい誤用されている抗菌薬もありません。今回から、「正しく」使うセファロスポリンを学びましょう。

セファロスポリンの誤用パターンを症例から学ぶ

セファロスポリンは、その使いやすさに特徴があります。「慣れている」というのも使いやすい理由のひとつでしょう。とくに「第3世代」と呼ばれるセファロスポリンは、１９８０年代以降の大ヒット商品で、たくさんのセフェム系薬が売り出されました。多くの医師にとって親和性の高い（よく処方してる）抗菌薬であるはずです。

が、「よく使ってる」からこそ、「よく間違えている」のです。

では、実際にセファロスポリンの誤用にはどんなパターンがあるか、いくつかの症例から検証してみましょう。

以下のケースは実際にあったものを個人情報保護上、若干デフォルメしたものです。でも、ストーリーの骨子、セフェムの誤用の部分については脚色していません。たとえば、点滴セフェム

（ロセフィン®）と経口セフェム（フロモックス®）の併用も実際にあった話でした。

症例

セファロスポリン誤用の症例

●ケース1

80代男性、1カ月間の発熱。呼吸器症状なし。「上気道炎」としてセフゾン®を用いるもよくならず、バナン®に変えるもよくならず、ロセフィン®とフロモックス®を「併用」するもよくならない。

診断：精査の結果、肝細胞がんによる腫瘍熱と判明。

●ケース2

40代男性、3週間の発熱と咽頭痛、咳なし。全身のリンパ節腫脹。セフゾン®、フロモックス®、バナン®、メイアクト®といろいろ試すもよくならず、クラビット®、ジェニナック®を試してもだめ。

診断：急性ヒト免疫不全ウイルス（HIV）感染症（急性セロコンバージョン）と判明。

表1　セフェム使用で絶対押さえておきたい教訓

①全身状態のよい発熱で、エンピリックに抗菌薬を用いてはならない。耐性、副作用、診断の妨げになるなど、患者さんに不利益なことが多い。
②セフェムが効かない病気は、別のセフェムに変えても効かないことが多い。これはキノロン系など他の抗菌薬でも使える原則。
③非感染症、非細菌性感染（ウイルスなど）に抗菌薬は効かない。
④セフェムの点滴投与と経口投与を併用しても得るものは小さい。

●**ケース3**

20代男性、発熱、全身倦怠感。アトピー性皮膚炎の既往。パンスポリン®を飲むとやや解熱するが、その後再び発熱。再度パンスポリン®、解熱、再度発熱を3回繰り返す。

診断：メチシリン感受性黄色ブドウ球菌（ＭＳＳＡ）による感染性心内膜炎と判明。

そう、セフェムの誤用の最大の原因は、「正しい診断の欠如」にあるのです。正しい診断なくして、正しい抗菌薬の処方はありません。セフェムって気軽に出せるので、患者に何が起きているのかはっきりしないまま、「とりあえず」出してしまう。この失敗のパターンが非常に多いのですね。

セフェム使用時の教訓（**表1**）とパール（教訓よりはちょっとレベルの高い、「知っておくとお得」みたいな知識：**表2**）を上にま

表2　セフェム使用におけるパール

①呼吸器症状のない発熱は、「上気道炎」などと病名をつけないのが賢明。
②原因のわからない発熱に抗菌薬やステロイドは出さないのが賢明。血液培養はしばしば有用。
③全身にリンパ節腫脹がある場合、もしくは対称性にリンパ節腫脹がある場合、それらは細菌性感染症でない可能性が高い。
④数週間という長いスパンの発熱は普通の（結核などを除く）細菌感染症でない可能性が高く、当然抗菌薬の適応にはならない。
⑤大人の発熱、咽頭痛は抗菌薬の効かない病気である可能性が高い。とくに、45歳を過ぎたら細菌性咽頭炎はまれと考える。
⑥アトピー性皮膚炎など皮膚に基礎疾患がある場合、皮膚についた黄色ブドウ球菌感染のリスクがある。黄色ブドウ球菌感染症では感染性心内膜炎の除外が重要。経口抗菌薬数日では、症状は軽快するかもしれないが治癒しない。弁破壊による心不全や脳塞栓といった悲惨な結末になることも！

とめます。

どちらもセファロスポリン使用のピットフォールというよりも、抗菌薬使用のピットフォールそのもの、という気もしないでもありません。

でも、セフェム系薬は、やはり種類も多くて使用頻度も高いだけに、よく失敗の舞台に出てくることが多いのです。同様の問題は、マクロライド系やキノロン系の抗菌薬にも観察されます。

いずれにしても、前述のケース1～3のような失敗をしなくなるだけでも，セフェムの使い方はとても上手になるでしょう。その根底には、「感染症はきちんと診断しましょう」という大事な「原則」があるのです。

外来に必須の経口セフェムは原則1種類、me too drugは必要なし

さて、外来に用意しておかねばならない経口セファロスポリンは1種類あればよいでしょう。

ケフレックス®（セファレキシン）のような第1世代経口セフェム

これ一択です！まじで。

これに、点滴薬として

ロセフィン®（セフトリアキソン）

を置いておくというオプションはあると思います。

いわゆる第2世代のセフェム（オラセフ®、パンスポリン®など）や、バイオアベイラビリティがそこそこよい第3世代のセフェム（バナン®）なども、マニアックな使いみちはあるといえば、あります。が、一般診療でしたら、なくてもそんなに困らないでしょう。事実、感染症屋のぼく

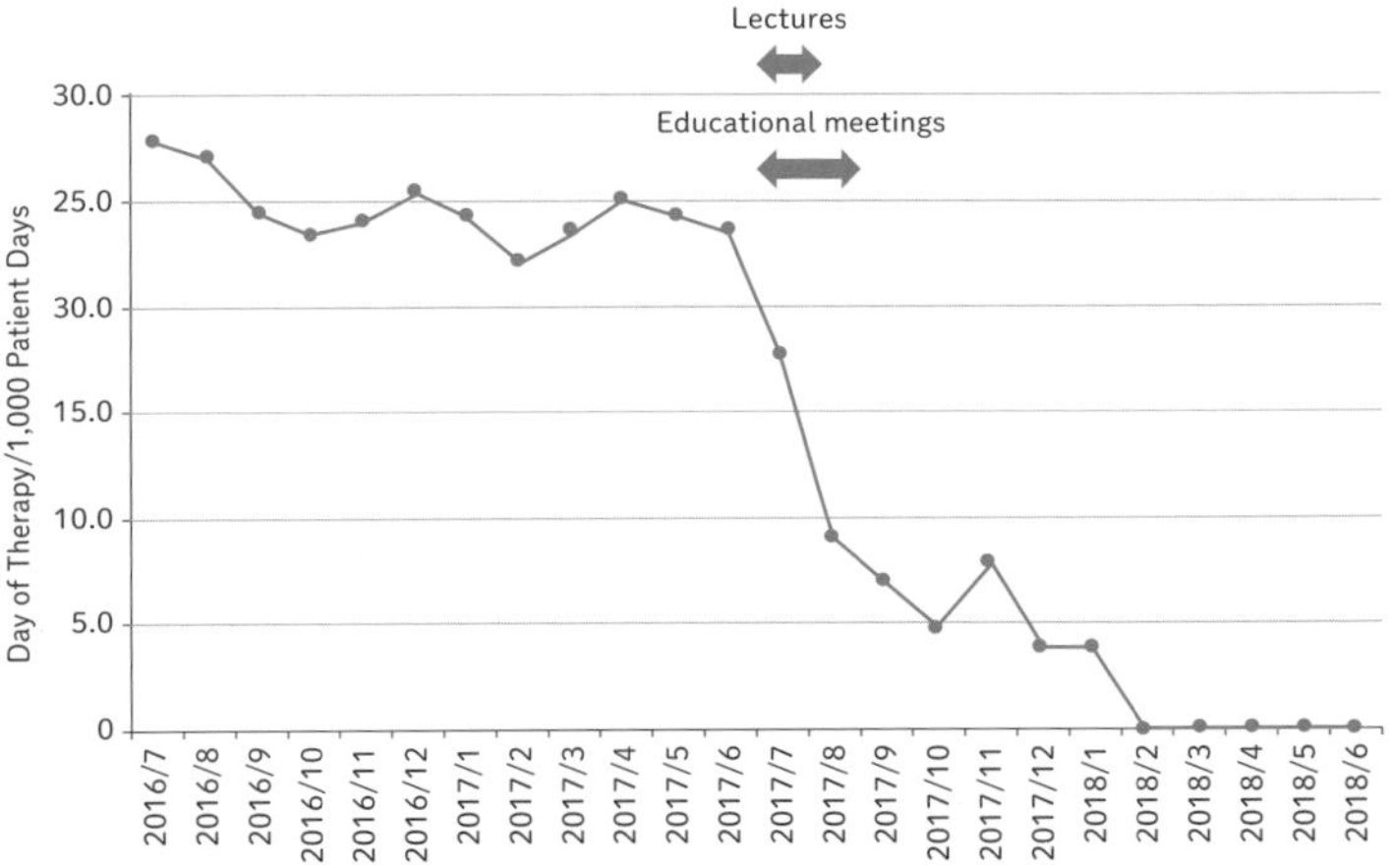

図1　神戸大学医学部附属病院での入院患者への第3世代セファロスポリンの使用数の抗菌薬適正使用支援前後の推移

〔Uda A, Kimura T, et al：Efficacy of educational intervention on reducing the inappropriate use of oral third-generation cephalosporins. Infection 47：1037-1045, 2019 より作成〕

もこうした経口第2世代、第3世代セフェム、ここ10年1度も使用していません。

複雑な患者の多い大学病院でも、やはり事情は同じです。神戸大学病院では薬剤師を中心とした抗菌薬適正使用支援の結果、第3世代セフェム経口薬の使用が激減し、結局これらの院内採用も止めてしまいました（**図1**）。

ゴーマンかましてよかですか（古い）。経口第3世代セフェム、臨床現場には「要らない」のです。

では、唯一残すべき経口薬、第1世代セフェムはどのように使えばいいのでしょうか。

第1世代セフェムの使いどころ、SSTI

ケフレックス®など「いわゆる」第1世代のセフェムは皮膚・軟部組織感染症の治療薬としてとても重要です。

皮膚・軟部組織感染症（skin and soft tissue infection：SSTI）の原因は通常、ブドウ球菌かレンサ球菌なので、陰性菌をカバーする第3世代のセフェムは必要ありません。こういうときは、ケフレックス®のような第1世代が一番です。

が、逆に言えば、一般外来ではSSTI以外にセフェムを積極的に使うべき理由はありません。なんとなんと、日本で一番使われているセフェム系抗菌薬、意外に使いみちがなかったのです。

第9回

マクロライドを使いこなそう！

世界で一番マクロライド系抗菌薬を使っているのは日本のドクターなのだそうです。たくさん使っていることが必ずしも適切に使っているとは限らないわけで、現在日本ではマクロライド耐性菌激増中です。このままではマクロライドで治療できる疾患がどんどんなくなってしまいます。危うしマクロライド！ マクロライドに明日はあるのか？

増えているマクロライド耐性菌

マクロライド系抗菌薬にはアジスロマイシン、クラリスロマイシン、エリスロマイシンなどがありますが、日本でとても乱用されているのが問題です。

確かにあまり副作用もなく、小児にも使え、処方しやすい薬ではありますが、いくら処方しやすいからといって、ビタミン剤みたいに安易に出してはいけません。アジスロマイシンはビタミンAにあらず、クラリスロマイシンはビタミンCにあらず、エリスロは……まあそういうことです。

そんなわけで、日本ではマクロライド耐性菌が多いのが問題です。咽頭炎の原因として有名なA群β溶血性レンサ球菌（*Streptococcus pyogenes*：GAS）は、地域差もありますが相当数がマクロライド耐性になっています。肺炎の原因ナンバーワンの肺炎球菌はほとんどがマクロライド耐性です。厚生労働省院内感染対策サーベイランス事業（JANIS：2019年、外来検体）によると、GASの28.6％がマクロライド耐性菌、そして肺炎球菌の80.9％（！）はマクロライド耐性です。

なんと、最近では小児の肺炎の原因として有名なマイコプラズマですらマクロライド耐性菌が増えています。マイコプラズマの治療薬は、テトラサイクリン系とかキノロン系といった、小児では使いづらい抗菌薬が多いですから、マクロライドはとても大切な薬なのです。

1 「少量長期療法」など不適切に使用されている現状

マクロライドは抗菌効果のみならず、抗炎症作用や気道分泌抑制作用があると言われています。そこで、びまん性汎細気管支炎（diffuse panbronchiolitis：DPB）によく用いられます。

それはいいのですが、そこからの拡大解釈で、慢性の鼻づまりや鼻炎、慢性の咳などにも安易にマクロライドが使用されるようになりました。とくに「少量長期療法」が不適切に使用されたりしています。問題処方ですね。

では、どのようなときにどんな風にマクロライドを使えばよいのでしょうか。

② 主な疾患別使いこなしテクニック

1. 異型肺炎

マイコプラズマ、クラミジア、レジオネラなどの「異型肺炎」にはマクロライドはよいチョイスです。また、典型的な肺炎か異型肺炎か判然としない場合にも、βラクタム薬との併用でマクロライドを用います。でも、

原因がわかっていない肺炎にマクロライド「単剤」を用いるのは御法度です

メジャーな原因菌の肺炎球菌は、ほとんどマクロライド耐性だったのでした。グラム染色で肺炎球菌が見つかればサワシリン®、はっきりしなければミノサイクリンやキノロン系を用いてもよいかもしれません。もちろん、新型コロナウイルスを忘れてはいけません。

2. 百日咳（ただし、急性期）

最近、日本で増えており、注目されている疾患です。昔と違って呼吸困難を起こすような例は激減しましたが、むしろ慢性の咳の原因として問題になっています。

ただし、数週間以上を経過した百日咳では抗菌薬は効果がなく、感染力もそのころはずっと落ちているので適応にはなりにくいです。米国疾病予防管理センター（ＣＤＣ）は１歳以上の患者では発症３週間まで、１歳未満と妊婦には発症６週間まではアジスロマイシンのような抗菌薬を使うように推奨しています。また、濃厚接触者にも３週間以内に予防的アジスロマイシンを同量治療するよう、推奨しています。

Rp

成人の百日咳の治療および曝露後予防

アジスロマイシン　500mg 経口１回、

翌日から250mg １日１回を４日間、合計５日間の治療

[Recommended Antimicrobial Agents for the Treatment and Postexposure Prophylaxis of Pertussis : 2005 CDC Guidelines [Internet] [cited 2021 Feb 8]]

3．性感染症（STD）

クラミジア尿道炎や頸管炎など性感染症としてのクラミジア感染にはマクロライドがよい選択になりますが、

Rp
単純なクラミジア感染なら
アジスロマイシン（ジスロマック®） 1g 経口、1回投与

また、淋菌感染症や骨盤内炎症性疾患（pelvic inflammatory disease：PID）のときにもクラミジアの共感染を考え、一緒に治療したほうがよいことが多いです。

ただし、近年、米国では淋菌の薬剤耐性化が進んでおり、とくにアジスロマイシン耐性が問題になっているため、淋病にクラミジア治療をかますときは（妊婦を除き）、ドキシサイクリンを使うよう推奨が変化しています。日本で同じことをやるべきかどうかは議論の余地がありますが、同様の変化は懸念せねばなりません。

〔Cyr SS：Update to CDC's Treatment Guidelines for Gonococcal Infection, 2020. MMWR Morb Mortal Wkly Rep〔Internet〕2020〔cited 2021 Feb 8〕；69〕

4. ネコひっかき病

非対称性のリンパ節腫脹を見たら、「とりあえず抗菌薬。リンパ節炎だ」なんて言わず、かならずペットの有無を聴きましょう。

猫を飼っていれば、とくにそれが子猫であれば、ネコひっかき病というバルトネラ感染症の可能性が高いです。コモンな感染症です。マクロライドが第一選択薬です。

5. ピロリ菌除菌

胃潰瘍や慢性胃炎など、ピロリ菌除菌を必要としたときに、よくクラリス®をプロトンポンプ阻害薬、アモキシシリンとともに用います。

最近では配合剤（ボノサップ®パックなど）も出ています。クラリスロマイシンは1日400mgではなく、800mgかそれ以上が妥当な量だと思います。

Rp　ボノサップ®パック800　1日2回、7日間投与

残念ながらピロリ菌においてもクラリスロマイシン耐性菌が増えています。この場合は治療失敗の可能性が高まります。専門医に相談したほうがよいでしょう。

❸ 注意！カンピロバクター腸炎

微生物学的には、カンピロバクターにはマクロライドが第一選択です。

……でもちょっと待った！

実はカンピロバクター腸炎は抗菌薬なしでたいていの人はよくなってしまいます。抗菌薬なしでの対症療法が基本です。

菌を殺すのではなく、患者を治す

のが大事なのでした。マクロライドって下痢が副作用だったりするので、下手に抗菌薬を出すとかえって下痢が悪くなったりすることもあります。抗菌薬が必要なのは入院が必要な場合など限定的です。

下痢に抗菌薬を出さない

を原則としてもよいでしょう。

投与の注意点

基本的に、プライマリケアの現場でマクロライドを必要とするのは前述の5つの場合です。「えぇっ？これだけしかないの？」……はい、これだけしかありません。

マクロライドがいかに日本の医療現場で乱用されているかが、よくわかると思います（ただし、専門家領域のまれな疾患ではマクロライドはいろいろな場面で使われています。が、そういうマニアックな感染症はここでは気にしなくてよいでしょう）。念のため、マクロライドを使用しないほうがいい場合をまとめてみます。

マクロライドを使用しないほうがよい場面

①よくわからない熱
②よくわからない慢性の咳（急性期なら百日咳として理解しますが、慢性化したら治りません。慢性の咳のアプローチの基本は、「原因を探す」ことです）
③その他、よくわからない何かの症状
④元気をつけるため（マクロライドはビタミン剤ではありません）

最後に、投与の注意点と〝ワンポイントアドバイス〟も挙げておきますので、こちらもご留意下さい。

1．投与するタイミング

クラリス®は空腹時投与、ジスロマック®は食事に関係なく服用できます。

2．QT延長症候群および突然死

ご注意ください！マクロライドは安全な薬、というイメージがありますが、意外に致死的な副作用もあるのです。クラリスロマイシンはスタチンとの併用で横紋筋融解症のリスクもあります。くり返しますが、マクロライドは「案外」安全な薬ではありません。

3．チトクロームP450系の阻害・薬の相互作用

クラリスロマイシンが問題になりますが、具体的にはシクロスポリンの血中濃度が上がって移植患者さんの免疫抑制が進んでしまったり、ワルファリンを飲んでいる患者さんの出血傾向を高めてしまったりします。要注意です。とくに併用禁忌薬としては、フェノチアジン系薬、エルゴタミン、麦角アルカロイドなどがあります。必ず患者さんが飲んでいる薬を確認し、相互作用をチェックしましょう。

アジスロマイシンは相互作用の優等生で、クラリス®のような多くの相互作用はありません。

ワンポイントアドバイス

①マクロライドは使いやすいが、乱用されやすい本当に必要なケースはそう多くはない。
②少量長期療法をＤＰＢ以外に使うのは、よくないとくにプライマリケアの現場では用いるべきではない。
③クラリスロマイシンでは薬の相互作用に要注意

と、言うことはですね。

クラリスロマイシンよりもアジスロマイシンのほうが全然いいってことです。あえて言うならピロリ菌除菌と抗酸菌感染でやや経験値が高いですが、それ以外の場合はアジスロマイシンのほうが明らかによいです。クラリス®、ポピュラーなのですが、欠点が多くて使い所はありません。誤用でなければ。

第 10 回

使いこなそう、ST 合剤
ワンランク上の
感染症診療へ
〈ST 合剤 Part 1〉

読者の皆さんのなかに、「バクタ®は使いづらい」とお考えになっている方はいませんか？今まで使ったことがなく、これからも使う予定のなかったバクタ®を、明日から上手に活用するきっかけをここで提供したいと思います。

バクタ®は使いづらい？

ＳＴ合剤（バクタ®）はスルファメトキサゾールとトリメトプリムという2つの抗菌薬の合剤です。スルファメトキサゾールはスルフォンアミド、俗にサルファ剤と呼ばれる抗菌薬で、葉酸合成に必要なＰＡＢＡ（パラアミノ安息香酸）を阻害します。また、トリメトプリムはジヒドロ葉酸還元酵素という細菌がつくる酵素を阻害し、これも葉酸合成を阻害します。トリメトプリムはスルファメトキサゾールの効果をさらに高めるため、１９６８年から加えられるようになりました。……なんてお勉強的なお話はこのくらいにしましょう。

さて、「バクタ®は使いづらい」とお考えになっている方、それはどうしてでしょう。その理由としては、

①バクタは副作用が多い？

という懸念がひとつ理由としてあるでしょう。

また、

②バクタ®はMRさんが宣伝しない

というのもあるかもしれません。

製薬メーカーのMRさんが盛んに宣伝するのは第3世代セフェム系、ニューキノロン系、最近では経口カルバペネムなんて凄まじい（おぞましい？）広域抗菌薬でしょうか。

原稿執筆の2021年時点でのバクタ®錠（塩野義）のお値段が1錠69.2円。ジェネリックでは15.9円なんて安いものもあります。

いずれにしても、そんなこんなで、

「バクタ®についてはよくわからない、いつどのように使ってよいのかわからない」

という現象が生じます。そして、このために、

「普段使っていないから使わない」

という結論が導き出されます。

「普段使わない薬は使わない」。一見不合理で論理的ではないトートロジーに見えるこの命題は、しかしながらわれわれの診療現場では非常にパワフルな薬の選択基準になっています。いえ、これは決して批判しているのではありません。ぼく自身、自分が使い慣れていない抗けいれん薬や抗不整脈薬は使いませんもの。

バクタ®を上手に活用しよう

では、ここで背中をぐっと押してみることにしましょう。今まで使ったことのなかったバクタ®を、明日から上手に活用してみませんか?

バクタ®は多様な感染症に効果のある抗菌薬で、感染症のプロにはひとつのキーとなるものです。ノカルジア感染症、ステノトロフォモナス感染症、サイクロスポラ感染症など、マニアックな感染症で威力を発揮します。

けれども、感染症オタク以外にはこんな感染症には興味はないでしょうから「興味のある方は拙著『抗菌薬の考え方、使い方ver.4』（中外医学社）をご覧ください」、ここでは一般外来におけるバクタ®の使い方をご説明しましょう。

ご安心ください。一般外来でのバクタ®の使い方は、おそらくは3種類しかありません。

ええ？　これだけもったいつけて、たった3種類？

……はい、たった3種類です。

バクタ®は感染症マニア御用達の抗菌薬みたいで、そぎ落としにそぎ落とし、「バクタ®でなければならない」（必然性のある）用途を吟味していくと、一般診療では3つに絞られちゃうのでした。これ、ぼく自身この原稿を書いていて気がついた事実で、ちょっとびっくりです……。

では、その3つとは何か。

①尿路感染症（膀胱炎）
②セフェム系薬で治せない皮膚・軟部組織感染症（蜂窩織炎など）
③ニューモシスチス肺炎（PCP）予防

ほんと、これだけでOKなのです。

1 尿路感染症の診断

膀胱炎はコモンな感染症です。女性に多い感染症で、男性ではまれ。典型的な症状は「熱のない排尿時痛」ですが、すでに患者さんもよくわかっていて、「膀胱炎の症状で…」とおっしゃって来院することもあります。

「熱がない」というところが肝心でして、熱があると膀胱にとどまらず、尿管を昇って実質臓器の腎臓にまで感染が広がっている恐れがあります。つまり腎盂腎炎ですね。この場合は、治療も長期にわたり、入院が必要となるケースも珍しくありません。

Bentらによると、「排尿時痛」「頻尿」あるいは「肉眼的な血尿」のいずれかがあれば、ほぼ50％の確率で膀胱炎と診断できます。簡単な病歴聴取だけで結構絞ることができるのです。

〔Bent S, Nallamothu BK, et al : Does this woman have an acute uncomplicated urinary tract infection? JAMA 287 : 2701-2710, 2002〕

また、頸管炎や腟炎を示唆するような症状（たとえば腟からの滲出液）があれば、膀胱炎の可能性は低くなり、むしろ性感染症（ＳＴＤ）の可能性が高くなります。ＳＴＤはしばしば見逃されているので、必ず鑑別に入れましょう。

2 尿路感染症でもグラム染色を

尿路感染でもグラム染色を活用されるとよいと思います。尿路感染の場合、通常想定されるのは、グラム陰性桿菌です。たいていは、大腸菌です。

では、尿路からグラム陽性菌が見つかったら、どう考えたらよいでしょうか。ほとんどの尿路感染症はグラム陰性菌により起きるので、グラム陽性菌を見つけたら、まず「おかしい」と思わなければいけません。この「感覚」を養うのが、大事です。

グラム陽性菌が尿に見つかった場合、まず考えられるのが、*Staphylococcus saprophyticus* 感染症です。腸球菌も考えるべきでしょう。もし、熱のある患者さんなら、黄色ブドウ球菌が下降性に降りてきた（血流感染のなれの果て）という可能性も考えなければなりませんが、外来診療のセッティングでは比較的まれな現象です。

アメリカなどでは、単純な膀胱炎では尿培養は不要、とするところが多いようですが、ぼくは尿培養は必要だと考えます。

なにより、

自分がどの細菌を対象に治療しているのかを知る

というのは、医師にとって大事なフィードバックとなり、勉強になるからです。グラム染色との整合性も検証することができます。膀胱炎は再発しやすい病気ですし、再発性の膀胱炎ならば感受性試験をフォローすることもできます。

3 膀胱炎の治療

通常の、合併症を伴わない膀胱炎に対しては、ST合剤3日間の治療で十分です。これ以上短いと治療効果が落ち、これ以上長いと抗菌薬の弊害のほうが大きくなるでしょう。セフェム系薬の場合は7日間の治療が必要になります。けれども、耐性菌が問題でなければこれもオプションでしょう。

Rp バクタ®（ST合剤） 2〜4錠、分2、3日間

従来、膀胱炎にはニューキノロン系薬が用いられていました。しかし、なんでもかんでもキノロンで治療、という習慣のために「キノロンだけ耐性大腸菌」も増えてしまいました。厚生労働省院内感染対策サーベイランス事業（JANIS：2019年）の外来検体情報によると、レボフロキサシン耐性大腸菌は30.2%です。これでは信頼して用いることはできません。加えて、後述

のようにキノロン系薬は大動脈瘤などの重大な副作用が多いために、現在、アメリカなどでは一般診療で「使わないよう」推奨されています。マジです。

〔Newton ER, Akerman AW, et al：Association of fluoroquinolone use with short-term risk of development of aortic aneurysm. JAMA Surg 56：264-272, 2021〕

で、キノロン使うな、なら代わりに何使えばいいねん、という疑問が湧いてきます。はい、答えはバクタ®です。米国医師会雑誌（ＪＡＭＡ）で推奨されている膀胱炎に対するキノロン系薬の代替薬の第一選択肢がＳＴ合剤なのです。

〔Alternatives to Fluoroquinolones. JAMA 316：1404-1405, 2016〕

第 11 回

使いこなそう、ST 合剤 ワンランク上の 感染症診療へ 〈ST 合剤 Part 2〉

「バクタ®でなければならない」用途を吟味していくと、一般診療では、①尿路感染症、②セフェムで治せない皮膚・軟部組織感染症、③ニューモシスチス肺炎予防、の3つに絞られることを前回（☞第10回）お話ししました。今回は、前回取り上げた尿路感染症に続き、セフェム系薬で治せない皮膚・軟部組織感染症（蜂窩織炎など）と、ニューモシスチス肺炎（PCP）予防について、取り上げたいと思います。

セフェム系薬で治せない皮膚・軟部組織感染症とは

皮膚・軟部組織感染症（skin and soft tissue infection：SSTI）の原因菌とはなんでしょうか？そう、「S&S」、*Staphylococcus aureus*（黄色ブドウ球菌）と*Streptococcus pyogenes*（化膿レンサ球菌）でした。両方ともグラム陽性菌ですから、第一選択薬は第1世代のセフェム系が中心になり、こういうときに第3世代のセフェム系やニューキノロン系を用いるのはやり過ぎ、ということになるのでした（☞第8回）。

では、このSSTIにST合剤の参入する可能性はあるでしょうか？

それは、以下の2つの場合に考えられると思います。

①βラクタムに重度のアレルギーのある患者さんの場合
②メチシリン耐性黄色ブドウ球菌（MRSA）のような薬剤耐性菌による感染の場合

このようなときには、

Rp　バクタ®　4～8錠、1日2、3回に分けて、よくなるまで

用います。幸い、日本の外来だと薬剤耐性菌はそこまで多くないのですが、とはいえMRSA感染症は珍しいものではありません。厚生労働省院内感染対策サーベイランス事業（JANIS）の外来検体データだと（2019年）、黄色ブドウ球菌でセファゾリン耐性菌（ほぼMRSA）は9.1％。そんなに多くありません。

で、たまに見つかるそういう耐性菌にはST合剤はよい選択肢です。ちなみに、上述のJANISでは、外来で見つかる黄色ブドウ球菌の実に99.5％はST合剤感受性です。

ニューモシスチス肺炎予防にも有用

ニューモシスチス肺炎（pneumocystis pneumonia：PCP、カリニ肺炎）の予防薬としてもＳＴ合剤は有用です。

いろいろなレジメンがありますが、通常は、

Rp　バクタ®　1錠、1日1回

という使い方が多いです。

1 PCP予防を誰に行うか

問題は、誰に投与するか、です。

これについては、幹細胞移植患者やＣＤ４の値（免疫力）の低いヒト免疫不全ウイルス（ＨＩＶ）感染者についてはかなり強固なエビデンスがありますが、他の患者さんについてはまだ明快なデータが十分とは言えません。

表 1　プライマリケアの現場で ST 合剤を PCP 予防に使う（かもしれない）患者さん

①プレドニゾロン 1 日 20 mg 相当のステロイドを 1 ヵ月以上投与されている患者さん
②固形臓器の移植後 6 〜 12 ヵ月。あるいは高用量の免疫抑制薬が投与されている間
③重症複合免疫不全や原発性 CD4 T 細胞減少症、高 IgM 症候群などの原発性免疫不全患者さん
④ CD4 の値が低下した HIV 感染者（など）

けれども、**表1**に示した患者さんであればＳＴ合剤による予防が推奨、あるいは考慮されると思います。ここではとくに、プライマリケアの現場で遭遇しそうなケースに限定していますので、血液疾患の患者さんなどは割愛しています。

さて、免疫力の低下といっても「メソトレキセート®の使用」だけではＳＴ合剤のＰＣＰ予防価値は小さいようです。また、リウマチなど膠原病がある「だけ」で**表1**に示した用量のステロイドが使用されていない場合も、ＳＴ合剤による予防の効果は小さいようです。ＮＮＴ（number needed to treat、1人のＰＣＰ予防に何人治療が必要か）は千人以上と効率がかなり低いのですが、ＮＮＨ（number needed to harm、重篤な副作用が出る可能性）は3.1％（32人に1人）と割に合わないからです。

その他、TNF-a 阻害薬などの免疫抑制薬を使用している場合もＳＴ合剤の使用を考慮する専門家もいるようですが、臨床データは乏しいです。

[Tabanor JA, Lakshminarayanan S：Do patients on biologic drugs for rheumatic disease need PCP prophylaxis? CCJM 86：449-453, 2019]

長期にＳＴ合剤を使っていると、皮疹や高カリウム血症など、副作用のリスクとのバランスが大事になってきます。だいたい、ＰＣＰのリスクが3.5％くらいあると予防の価値は高い、という報告があります。膠原病関連では、ウェゲナー（Wegener）肉芽腫症の患者さんがちょうどこのくらいのＰＣＰのリスクと言われています。

なお、ＳＴ合剤で皮疹が出た場合は「脱感作」することでこの副作用を払拭できる可能性があります。通常は専門家に相談したほうがよいと思いますが、方法については成書をご参照ください。また、ＰＣＰ予防を誰に行うかについての詳細は、参考文献１、２をご参照ください。

ST合剤とβラクタム薬、どっちを優先させるか

ＳＴ合剤に比べると、やはりペニシリンのほうがより「強い」抗菌薬なので、通常はペニシリンを優先させたほうがよいとぼくは思います。

もともと、アメリカでは１９３５年にサルファ剤（sulfachrysoidine）が「一番最初の」抗菌薬

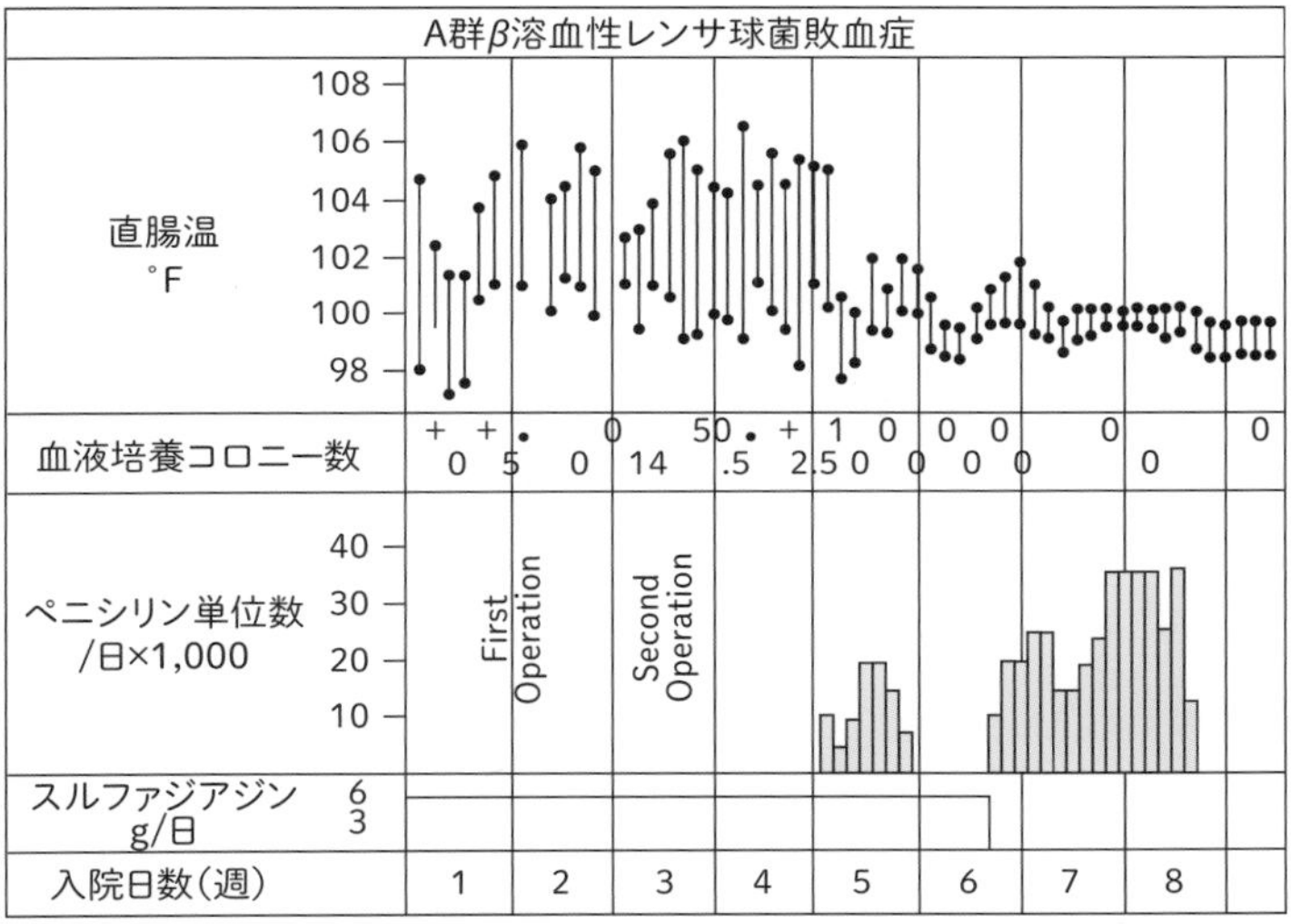

図1　アメリカにおける最初のペニシリン使用
（A群β溶血性レンサ球菌敗血症に対するペニシリン治療）

〔参考文献3より作成〕

として導入されました。ペニシリンよりずっと早かったのです。しかし、その治療成績はぱっとしませんでした。そもそも、最初にアメリカで使った症例はインフルエンザ菌による髄膜炎に対してだったのですが、結局この患者さんは死亡してしまったのでした。

1942年、サルファ剤でよくならないA群β溶血性レンサ球菌による敗血症患者さんにペニシリンが初めてアメリカで使用され、これまでST合剤で治らなかった重症感染症患者さんがめきめきよくなっていくのが観察されたのでした（**図1**）。

というわけで、

ＳＳＴ－でもとくに重症患者さんであれば、βラクタム薬を優先させて用い、どうしても仕方のない場合にＳＴ合剤を用いる

というのが原則だとぼくは思います。

膀胱炎のような軽症感染症でＳＴ合剤の移行性がよい場合は、ＳＴ合剤がβラクタム薬より優先されるでしょう（３日で治療終了できますし）。

余談ですが、アメリカで最初にペニシリンを使ったのは、フルトンというイェール・ニューヘブン病院の医師でした。フルトンは、イギリス・オックスフォード時代にH.W.フローリーと友人だったのでした。そう、ペニシリンの臨床効果を研究し、A.フレミング、E.B.チェインとともに１９４５年にノーベル生理学・医学賞を受賞した、あのフローリーです。フルトンはフローリーの１９４５年の臨床論文を読んで、「やっぱペニシリン使うべきや」と思ったのでした。持つべき者は良い友だ、ということでしょう。

さあ、そんなこんなでＳＴ合剤はおしまいです。次回は、これを使いこなせば感染症診療の実力倍増！のテトラサイクリン系です。お楽しみに。

参考文献

1）Green H, Paul M, et al：Prophylaxis of Pneumocystis pneumonia in immunocompromised non-HIV-infected patients：systematic review and meta-analysis of randomized controlled trials. Mayo Clin Proc 82：1052-1059, 2007

2）Thomas CF, Limper AH：Treatment and prevention of Pneumocystis carinii（P. jirovecii）pneumonia in non-HIV-infected patients（UpToDate 17.2. last updated 2021.5.27）

3）Carithers HA：The first use of an antibiotic in America. Am J Dis Child 128：207-211, 1974

4）Grossman CM：The first use of penicillin in the United States. Ann Intern Med 149：135-136, 2008

第12回

とても便利なテトラサイクリン系

日常の診療で用いるテトラサイクリン系は、次の2種類を覚えておけばよいでしょう。

①ドキシサイクリン（ビブラマイシン®など）
②ミノサイクリン（ミノマイシン®など）。

今回はこのドキシサイクリンとミノサイクリンの使い分け方と、プライマリケアの現場で使いやすいドキシサイクリンの使い方について説明していきたいと思います。

ドキシサイクリンとミノサイクリンの使い分け方

さて、それではドキシサイクリンとミノサイクリンはどのように使い分けたらよいのでしょう。まず、ミノサイクリンは点滴静注用製剤がありますが、ドキシサイクリンは経口薬しかありません。しかし、半減期が短く、1日1回投与が困難なミノサイクリン注射薬を外来診療で用いることはあまりないでしょうから、この違いはあまり重要ではないでしょう。

むしろ重要なのは、黄色ブドウ球菌のカバーです。ミノサイクリンが黄色ブドウ球菌をよくカバーするのに対して、ドキシサイクリンはカバーしません。

ということは、前回のST合剤同様、ミノサイクリンはメチシリン耐性黄色ブドウ球菌（MRSA）感染に対する大きなひとつのオプションなのですね（しばしば使ってます）。

だから、乱用したくない。

というわけで、ぼくは通常は経口薬のテトラサイクリンはドキシサイクリンを、MRSAと対峙しているという特殊な状態ではミノサイクリンを、そして点滴薬ではミノサイクリンを用いています。このように、

根拠を常に明確にする

と、抗菌薬の使い分けはさほど難しくありません。

ミノサイクリンのほうがめまいを起こしやすいとも言われていますし、肝障害も起こしやすいようです。そういう意味でも一般的に外来で用いる場合、ぼくはドキシサイクリンを優先させます。

〔Smith K, Leyden J：Safety of doxycycline and minocycline：A systematic review. Clin Ther 27：1329-1342, 2005〕

・普通はドキシサイクリン
・ＭＲＳＡを相手にしているときはミノサイクリン
・点滴が必要ならミノサイクリン

以下、「いわゆる」テトラサイクリン系の抗菌薬の使い方については、ドキシサイクリンを代表させてその実例をお示しします。ミノサイクリンについては、ＭＲＳＡに対するもので、ＳＴ合剤同様、皮膚・軟部組織感染症（skin and soft tissue infection：SSTI）などに用います（ちょっと大雑把ですが、現場ではだいたいこれでいけると思います）。超ざっくりな言い方をすると、腎機能が悪い患者ではミノサイクリンを、肝機能が悪い患者ではＳＴ合剤を選択することが多いです。

ＭＲＳＡによるＳＳＴＩの治療は、次のとおりです。

表1　ドキシサイクリンの主な適応

①リケッチア感染症（ツツガムシ病、日本紅斑熱含む）
②クラミジア感染症（肺炎、性感染症ともに）
③ライム病
④マラリア
⑤にきび
⑥レジオネラ感染症
⑦レプトスピラ症
⑧マイコプラズマ感染症
⑨梅毒

Rp
ミノサイクリン（ミノマイシン®など）
100〜200mg　1日2回をよくなるまで、経口

ドキシサイクリンの主な4つの使い方

ドキシサイクリンはさまざまな感染症に応用可能です（**表1**）。すごいですよ。他にも、Whipple病、ブルセラ症、類鼻疽《るいびそ》、野兎病《やとびょう》、アナプラズマ症などいろいろありますが、こういうマニアックなのはよいでしょう。……って、リストに載っている例だけで、もう十分マニアックかもしれませんが。

要するに、ドキシサイクリンはさまざまな感染症に応用可能なかなり特徴のある抗菌薬なのです。こいつを使いこなせば読者の皆様の守備範囲は格段にアップします。

1 禁忌に注意

テトラサイクリン系抗菌薬は、

①妊婦
②授乳している母親
③8歳以下の小児

には禁忌です。

母乳内濃度は非常に低いと考えられていますが、ゼロにはならないのでできれば避けたほうがよいとされています。とくに問題になるのは子どもの歯の色を黄色く染めてしまうことです。

残念ながら、今でもときどき小児や妊婦にテトラサイクリン系薬が処方されているのを目撃することがあります。他に代替薬がなく、命にかかわるような場合にはやむを得ないですが、不要な場合はぜひ避けてください。同様に妊娠可能な女性にテトラサイクリン系薬を処方するとき（とくににきびの治療のときなど）は要注意です。

以下、福井大学医学部附属病院総合診療部の林寛之先生（救急医療）に教えていただいた、女性の妊娠可能性の有無の確認の仕方。

「妊娠の可能性はありますか？」

「ありません」

……ここで止まってはダメです。

「ほんっっとうにないですか？」

「いや、そう言われると……」（あるじゃん！）

この必殺の方法を伝授されたとき、女性にだまされるぼくとしては、とても強力なツールを得た思いでした。

……閑話休題。

ちなみに、テトラサイクリン系薬は肝排泄性ですから腎不全で糸球体濾過率（glomerular filtration rate：GFR）が低下している（腎機能が悪い）患者さんであっても投与量は同じです。このことはちょっと覚えておくと便利です。逆に、肝硬変など重度の肝障害がある患者さんでは使いにくいです。

他に気をつけるべきは日光過敏性。これはマラリアの予防薬として用い、赤道直下の強い日差しを浴びる海外青年協力隊員などで問題になることがあります。食道潰瘍をつくることもあります。テトラサイクリン系薬の投与で増殖したカンジダによる食道炎が起こることがあります。同じように舌に真菌が増殖して、舌が黒くなり（青黒色様色素沈着）、"black tongue syndrome"と呼ばれることがあります。

② 使い方その1　市中肺炎

軽症の市中肺炎に単独で用いてもよいでしょうし、もし心配なら第3世代のセフトリアキソン1日1回注射を併用してもよいでしょう。

これで、市中肺炎の6つの原因菌である、①肺炎球菌、②インフルエンザ菌、③モラキセラ・カタラーリス、④マイコプラズマ、⑤レジオネラ、⑥クラミジア（クラミドフィラ）、すべてをカバーすることができます。

処方例は、

Rp
①ビブラマイシン® 100mg　1日2回経口、5〜7日間
②ビブラマイシン® 100mg　1日2回
　+セフトリアキソン1g点滴　1日1回、5〜7日間

③ 使い方その2　STD（性感染症）

クラミジアなど、非淋菌性尿道炎、子宮頸管炎、そして直腸炎などにテトラサイクリン系薬を用いることができます。処方例は、

Rp　ビブラマイシン® 100mg　1日2回経口、1週間

④ 使い方その3　ツツガムシ病など

ツツガムシ病は、まあ大雑把に言うと、リケッチアの仲間のオリエンチア（*Orientia tsutsugamushi*）が起こす感染症です。山間部で起きやすい。どうしてかというと、この感染症を媒介するツツガムシが山の中にいるからです。イエダニのように畳の間に隠れていたりはしません。都市部では見られない病気ですね。

山の中にある田舎町で、山の中に入った患者さんがよくわからない熱、ちょっと肝機能異常で来院。よくよく体中を探してみると黒い刺し口がある……。

これが典型的なツツガムシ病のヒストリーです。季節ものですし、慣れていれば診断は容易で

すが、刺し口は見えないこともあるので要注意です。若い女性の肩甲骨の内側にあった刺し口に気づくのに時間のかかった症例を思い出します。通常、女性の診察で完全に上半身裸にすることはないので、衣服の陰に隠れて見逃したのでした。なかなかに、難しい、女性は。……何の話でしたっけ。

そう、ツツガムシ病はドキシサイクリン経口などで治療します。似たような疾患に日本紅斑熱という疾患もあります。これも、ときどき見ます。

ツツガムシ病・日本紅斑熱の処方例は、

Rp

ビブラマイシン® 100mg 1日2回経口、1週間

5 使い方その4 梅毒

梅毒の治療で、ペニシリンアレルギーがきついときなどはテトラサイクリン系薬を使うことがあります。しかし、ヒト免疫不全ウイルス（HIV）感染があるとき、神経梅毒のときなどは治療失敗例が多いので、そういうときはテトラサイクリン系は用いません。ペニシリンを少しずつ投与する「脱感作」を行い、ペニシリンで治療を遂行します。

Rp
一期、二期の梅毒、早期潜伏梅毒の場合
ビブラマイシン® 100mg 1日2回経口、14日間

Rp
晩期潜伏梅毒の場合
ビブラマイシン® 100mg 1日2回経口、4週間

以上の4つが、プライマリケアの現場で使いやすいテトラサイクリン系薬の使い方でしょうか。

他には、皮膚科系の疾患の得意な方なら、「一般には」感染症と認識されにくい「にきび」(*Propionibacterium* (*Cutibacterium*) *acnes*) や、酒皶《しゅさ》にも用いることがあります。ぼくも、酒皶の患者さんにドキシサイクリンと漢方薬 (黄連解毒湯《おうれんげどくとう》と桔梗石膏湯《ききょうせっこうとう》) を用いてたりしたことがあります。

さて、次回からは広域・多種類であるがゆえに乱用されやすいキノロン系薬について整理します。

第13回

ニューキノロンにご用心
〈キノロン Part 1〉

世界の外来で最も汎用、かつ乱用されているのがキノロン系の抗菌薬です。今回からこれを整理してみたいと思います。ずらりと並ぶ抗菌薬リストに慌てることなく、いつもどおりの考え方と根拠で取り組みましょう。

使ってはいけないキノロン系薬とは?

まずは、国内で販売されているキノロン系抗菌薬のリストを**表1**に示します。やれやれ、こんなにあるんじゃ、使い分けが大変だ、とお考えの皆さん。大丈夫です。大丈夫です。今からこのリスト、どんどん短くしていきますね。

まずは、ぼくが「使うべきではない」と考えるキノロンについてリストアップします。

① 古いキノロン（第1世代）

いわゆる「薬の本」で調べてみると、この世代の薬で現在も販売しているのはピペミド酸（ドルコール®）だけです。ぼくは使ったことない。安全性・有効性の観点から見て、あえて使う理由はないと思います。

表1　国内で販売されているキノロン系抗菌薬（順不同）

経口薬
ピペミド酸（ドルコール®など）
ノルフロキサシン（バクシダール®など）
オフロキサシン（タリビッド®など）
レボフロキサシン（クラビット®など）
シプロフロキサシン（シプロキサン®など）
ロメフロキサシン（バレオン®）
トスフロキサシントシル酸塩（オゼックス®、トスキサシン®）
プルリフロキサシン（スオード®）
モキシフロキサシン（アベロックス®）
ガレノキサシン（ジェニナック®）
シタフロキサシン（グレースビット®）
ラスクフロキサシン（ラスビック®）
注射薬
シプロフロキサシン（シプロキサン®など）
パズフロキサシンメシル酸塩（パシル®、パズクロス®）
レボフロキサシン（クラビット®）

② 欧米ですでに使われていないキノロン

2011年に出した前版ではいくつかありましたが、現在も出ているのは「ロメフロキサシン（バレオン®）だけですね。これも使ったことがないし、とくに使いみちはないと思います。

③ 治療効果と副作用のバランスが悪いキノロン

トスフロキサシン（オゼックス®）は、1996年に重篤な血小板減少と腎炎が指摘されました。日本のデータでも、レボフロキサシンの副作用発生率が1.3%だったのに対して、トスフロキサシンは

3.6％、ガチフロキサシンが4.5％でした。
〔Ball P, Mandell L, et al：Comparative tolerability of the newer fluoroquinolone antibacterials. Drug Saf 21：407-421, 1999〕

２００８年にＥＭＥＡ（European Medicines Evaluation Agency、欧州医薬品審査庁）はノルフロキサシン（バクシダール®）の治療効果と副作用のバランスが取れていないことを理由に、その使用を制限するよう推奨しました。

同様に、ＥＭＥＡはモキシフロキサシン（アベロックス®）が起こす肝障害のために、使用を他の抗菌薬で治療できなかった場合に限定するよう推奨しています。ぼくもこの抗菌薬を用いることがありますが、患者さん・疾患ともに極めて限定しています。

もちろん、すべての医薬品には副作用がありますから、副作用がある、というだけで使うべきではない、なんてぼくは考えません。しかし、他に代替薬がある場合に、ことさらに副作用のリスクを冒す必要もないでしょう。

オフロキサシン（タリビッド®）も性感染症や尿路感染に用いられてきましたが、アキレス腱断裂などの副作用も問題となり、他のキノロン系薬とのバランスも悪いので、とくに使う薬では

表2　プライマリケアの現場で用いる「べきではない」キノロンのリスト

ピペミド酸（ドルコール®など）
ノルフロキサシン（バクシダール®など）
ロメフロキサシン（バレオン®）
トスフロキサシントシル酸塩（オゼックス®、トスキサシン®）
モキシフロキサシン（アベロックス®）

なくなっています。ちなみに、レボフロキサシンはオフロキサシンの光学異性体の一個だけを単離したもの（左旋性、levo-rotartory……だから「レボ」なんですね）で、抗菌活性がよくなっています。要するにレボフロキサシンはベターなオフロキサシンであり、そういう意味でもオフロキサシンのレゾンデートル（存在理由）は微妙です。

というわけで、以上のキノロンは、少なくともプライマリケアの現場では用いるべきではありません（**表2**）。以前はトスフロキサシンが小児に適応がある稀有なキノロンだったため、それが「売り」になっていましたが、現在はレボフロキサシンなどにも小児への使用が可能になっており、こうした「売り」は消失しました。

④ お勧めしない、使いにくいキノロン

さて、プルリフロキサシン（スオード®）はアメリカでこそ発売されていないものの、カナダなどで使われているようです。尿路感染や慢性気管支炎に使われてるのだとか。ただし、血中半減期が約9時間と、6時間のレボフロキサシンよりも長いので1日1回投与が望まし

いです。海外では600mg 1日1回で使用されていますが、日本では200mg 1日2回と、投与間隔・投与量に問題があります。

ニューキノロン系薬は濃度依存性の抗菌薬ですから、ある程度半減期が長い場合は、1日1回投与のほうが望ましいわけです。

これも、ぼくは使ったことはないですし、とくに使いみちはないとも思います。

●注射薬

注射薬のキノロンは国内では3種類あります。シプロフロキサシン（シプロキサン®）、パズフロキサシン（パズクロス®、あるいはパシル®）、レボフロキサシン（クラビット）、ラスクフロキサシン（ラスビック®）です。このうちラスクフロキサシンは比較的新しいキノロンで、錠剤と点滴薬があります。

ともに半減期が短いため、濃度依存性の抗菌薬にもかかわらず、通常は1日2回投与です。したがって、在宅も含め、プライマリケアの現場では使いにくい抗菌薬です。最大の特徴は後述のシタフロキサシン同様、「肺炎球菌に活性がよい」こととモキシフロキサシンのように「嫌気性菌に活性があること」です。が、前述のように肺炎球菌の呼吸器感染にはペニシリンが第一選択ですし、嫌気性菌による誤嚥性肺炎などにもやはりアンピシリン・スルバクタムなどペニシリン系の抗菌薬を優先して用いるべきでしょう。わざわざ広域のキノロン系薬を用いる必然性は乏しいと思います。いずれにしても、後述の理由で「新しい抗菌薬」にはすぐには飛びつかないほうがよいので、そういう意味でも、ぼくはラスクフロキサシンは現段階では用いていません。

注射薬でぼくが使うのはシプロフロキサシンとレボフロキサシンで、臨床データに乏しいパズフロキサシンやラスクフロキサシンは用いていません。いずれにしても、これは病院内での比較的重症感染症に対して用いるもので、プライマリケアのセッティングでは使うことはまずないと思います。

プライマリケアで使用を考慮できるキノロンとは?

というわけで、長かったキノロン系薬のリストも**表3**のようにずいぶん短くすることができます。かなりすっきりしましたね。

1 発売直後のニューキノロンは副作用情報に注意

さて、ここからはぼくの「態度」の話をします。

代替薬が存在するとき、ぼくは発売直後の抗菌薬はできるだけ用いません。どうしてかという

表3　プライマリケアのセッティングで使用を考慮できる（使うべきとは限らない）キノロン系抗菌薬のリスト

オフロキサシン（タリビッド®など）
レボフロキサシン（クラビット®など）
シプロフロキサシン（シプロキサン®など）
ガレノキサシン（ジェニナック®）
シタフロキサシン（グレースビット®）

と、副作用情報が不十分だからです。

第1相から3相までの臨床試験では薬効についてはある程度の情報が得られますが、副作用情報は不十分です。

アメリカでは、発売されたニューキノロン系薬がマーケットから外される事態が相次いでいます。ヨーロッパでもすでに紹介したようにモキシフロキサシンなど、発売してから使用を制限する事例がありまず。日本でも、血糖異常のためにガチフロキサシン（ガチフロ®）が販売中止となりました。

「ニューキノロンは安全な薬」というイメージがありますが、QT延長症候群、めまい、けいれんなどの中枢神経系の副作用、アキレス腱断裂などの軟部組織に対する副作用があります。

そして、

多くの副作用は発売されて何年も経ってから判明するのです。

そういうわけで、ぼくはガレノキサシンとシタフロキサシンを用いませんでした。本書の前版でもそう書きました。で、結局10年以上経ちましたが、あれからぼくは両剤を一度も処方していません。感染症のプロなのに、です。

ガレノキサシンもシタフロキサシンも発売当初から「耐性肺炎球菌に効果が高い」などがセールスポイントになっていました。が、すでに解説したように、

肺炎球菌には基本的にペニシリンを使えばよい

ので、実は

議論の根幹が間違っている

とぼくは思います。

「○○で治療ができる。よく効く」

というのと、

「○○で治療しなくてはならない」

というのは、同義ではありません。

「原子爆弾で蚊を殺すことができる」

は、誰もが賛成するでしょう。

問題は、

「原子爆弾で蚊を殺さねばならないか？」

という命題です。

問いの立て方ってとても大事なのです。

② プライマリケア医が知るべきキノロンは……

そんなわけで、岩田の意見によると、プライマリケア医が知っておかねばならないキノロン系抗菌薬のリストは、

- レボフロキサシン（クラビット®など）
- シプロフロキサシン（シプロキサン®など）

の2つのみとなります。

あれだけ長かったリストもここまですっきりしました。これでちょっとは親しみが湧いてきましたでしょうか。

参考文献

1）Neu HC：The quinolones. Infect Dis Clin North Am 3：625-639, 1989

2）O'Donnell JA, Gelone SP：The newer fluoroquinolones. Infect Dis Clin North Am 18：691-716, 2004

3）Rubinstein E：History of quinolones and their side effects. Chemotherapy 47：3-8, 2001

4）Cazzola M, Salvatori E, et al：Prulifloxacin：a new fluoroquinolone for the treatment of acute exacerbation of chronic bronhcitis. Pulm Pharmacol Ther 19（Suppl 1）：30-37, 2006

第14回

ニューキノロンにご用心
〈キノロン Part 2〉

前回（第14回）は大胆にも、数多くあるキノロン系抗菌薬を、①シプロフロキサシン（シプロキサン®など）、②レボフロキサシン（クラビット®など）の2つに絞り込みました。

10年くらい前にこれを雑誌の連載で書いたときには、関係各所からのブーイング、バッシング、はてはプラットホームで後ろから突き落とされたり、背中を刺されたりするんじゃないか、とビクビクしたものですが、なんとか今も元気で生きています。せいぜい、クルーズ船から役人に追い出されたくらい（笑）。本当のことを言うのも命がけです。

いずれにしても、抗菌薬の「絞り込み」は大事で、前回のように根拠と理路を開示して行わねばなりません。理路、大事です。

ときに、抗菌薬Aを使うとは、抗菌薬Aの属性を理解するだけでなく、抗菌薬BやCやDなどを「選ばない」根拠を持つということです。これはライプニッツの「モナドロジー」の理屈ですね。つまり、メーカーさんの説明会を聞いても抗菌薬は使えるようにならないということです。昨今は、製薬メーカーには「他社の製品については言及しないように」という厳しいお達しがあるそうで、でも、本当は比較なしには薬は使えるようにならないんです。臨床医学をまったく理解してないお役人が、こういう変なルールを作るんですね。もちろん、メーカーの説明会に出なくたって抗菌薬は使えるようになるのですが（ぼくは出ません）。

さらに言うならば、２０２１年の現在だと、もはやシプロの出番も小さくなり、でもプライマリケアの現場ではよいと思います。シプロにできることはたいていクラビット®にもできるので、シプロをわざわざ使うような事例は、感染症のプロがマニアックな使い方をするときだけになりました。

どんどんシンプルにしていくのは、成熟の証か、ぼくの老化のゆえか……。

① キノロン系抗菌薬の発見と改良

ペニシリンが偶然のもたらした大発見（アレクサンダー・フレミングが2週間の休暇後、培地を汚染したカビから発見した）であることはよく知られていますが、実はキノロン系抗菌薬の誕生にも偶然が関与しています。

マラリアや膠原病の治療薬であるクロロキン合成の際に生じる副産物が、グラム陰性菌に効果があった。この観察がキノロン系抗菌薬開発のきっかけとなったのでした。

構造式を見ると2つの環状構造が基本になっています。古いキノロン（ナリジクス酸など）と違い、「ニュー」キノロンには、そこにフッ素が加えられています。活性増強のためです。だから、これらのキノロン系抗菌薬を「フルオロキノロン系抗菌薬」と呼ぶのです。細菌のDNAを調整するトポイソメラーゼを阻害する抗菌薬です。
……と、お勉強情報はこのくらいにして、実際の使い方に移りましょう。

「クラビット®」の主な適応

1 尿路感染症　できればST合剤で

優先順位としてはST合剤ですが、副作用や耐性菌の問題でST合剤が使えないとき「だけ」キノロン系薬を選択する、というやり方はありです。

Rp　クラビット®　500mg　1日1回経口、3日間

なお、発熱を伴う腎盂腎炎の場合、キノロンであれば投与期間は7日間となります。通常、急性腎盂腎炎の治療期間は14日間が標準なのですが、キノロンの場合は短縮が可能なのです。ただ、薬剤耐性菌のことも考え、ぼくは通常、セフトリアキソン（注射薬）で治療を開始して、後で感受性試験を確認してセファゾリンなどで治療することが多いです。

[Talan DA, Stamm WE, et al : Comparison of ciprofloxacin (7 days) and trimethoprim-sulfamethoxazole (14 days) for acute uncomplicated pyelonephritis in women : a randomized trial. JAMA 283 : 1583-1590, 2000]

② 市中肺炎　できればセフェム系+マクロライド系で

クラビット®は市中肺炎の主な原因菌である、①肺炎球菌、②インフルエンザ菌、③モラキセラ・カタラーリス、④マイコプラズマ、⑤レジオネラ、⑥クラミジア（クラミドフィラ）の6つすべてをカバーします。

Rp　クラビット®　500 mg　1日1回経口、5〜7日間

ただし、あまりに広域な抗菌薬であるクラビット®をルーチンで用いるのはよくありません。前述のようにドキシサイクリンなど代替薬が優先されるでしょう、外来診療の場合。

あと、キノロンを使うのなら「結核が除外できている」という条件を満たしていなければなりません。キノロン系薬には抗結核作用があるので、市中肺炎と間違えて使ってしまうと診断の遅

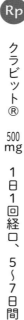

れにつながります。診断が2週間以上遅れてしまうのです。

〔Dooley KE, Golub J, et al : Empiric treatment of community-acquired pneumonia with fluoroquinolones, and delays in the treatment of tuberculosis. Clin Infect Dis 34 : 1607-1612, 2002〕

③ 旅行者下痢症

海外で旅行者が下痢を起こすとき、最も多い原因が腸管毒素原性大腸菌（enterotoxigenic *E. coli* : ETEC）です。旅行者にあらかじめキノロンを持たせておいて、自分で用いてもらうことが可能です。

Rp　クラビット® 500mg　1回経口

を処方します。

東南アジアなどではキノロン耐性菌が増えていますので、

Rp　アジスロマイシン　1g　1回経口

などの代替案が用いられることもあります。ただし、単純な感染性腸炎には基本的に抗菌薬は不要です。ていうか、2021年の原稿執筆時点では海外旅行そのものがアウトになっちゃいましたね。

4 性感染症（STD）

淋菌やクラミジアに用いることがありますが、耐性菌が増えているのでキノロンが適応になることは少ないです。淋菌にはセフトリアキソン、クラミジアなど非淋菌性病原体にはアジスロマイシンを用いることが多いです。

ただ、もし何らかの事情でマクロライド系薬が使えない場合、クラミジアに対して、

Rp　クラビット®　500mg　1日1回経口、7日間

という治療オプションはあります。ただし、推奨の順番は既出のマクロライドやテトラサイクリンより下なので、プライマリケアの現場で「わざわざ」クラビット®を使う必然性は乏しいです。

適正使用の進まないキノロン

教科書を開くと、他にもニューキノロン系薬で「治すことのできる」感染症は数多くあります。

しかし、実際のところ

ニューキノロンで「治さねばならない」感染症は、ほとんどありません

プライマリケアのセッティングでは、今回紹介した尿路感染症、市中肺炎、旅行者下痢症（単なる感染性腸炎ではほとんど抗菌薬は不要！）、そして性感染症くらいがほとんどの適応となるでしょう。

実のところ、上記の感染症であっても、ニューキノロンは必ずしもファーストチョイスではなく、他の選択肢がちゃんと存在するのです。

逆に、キノロン系の抗菌薬は大動脈瘤やアキレス腱断裂など重大な副作用が「案外」多いことも分かってきました。よって、米国などではキノロンは通常の感染症にルーチンで「使わないよう」推奨されています。米国食品医薬品局（ＦＤＡ）では、キノロンを「他に代替薬がないとき

にのみ患者に用いるよう」推奨しているのです。

The FDA determined that fluoroquinolones should be reserved for use in patients with these conditions who have no alternative treatment options.

Commissioner O of the FDA updates warnings for fluoroquinolone antibiotics on risks of mental health and low blood sugar adverse reactions [Internet] FDA. FDA ; 2020 [cited 2021 Feb 15]

第15回

外来診療に幅が出るクリンダマイシンの使い方

今回は、クリンダマイシン（ダラシン®）のお話をしようと思います。皆さん、お使いになったことありますか？ ちょっとマニアックな薬ですが、プライマリケア医の皆さんでも、これを使いこなせれば、外来診療にぐんと幅が出ることでしょう。

ダラシン®のプライマリケアでの臨床使用

プライマリケアのセッティングでは、**表1**に挙げた5つのケースに落ち着くのではないかと思います。

クリンダマイシンはリンコマイシンという抗菌薬の仲間で、構造上はマクロライド系抗菌薬の親戚に当たります。しかし、その属性は全然マクロライドに似ていないので、臨床的な立場からはあまり気にする必要はないと思います。アメリカでは婦人科系の感染症、骨盤内炎症性疾患（pelvic inflammatory disease：PID）のオプションとしてゲンタマイシンと併用しますが、わざわざ面倒くさいこの選択肢をとる理由がぼくにはよくわからないので、これも気にしなくてよいと思います。

外来ではクリンダマイシンカプセルが150 mgですが、

表 1　クリンダマイシンを使用する主なケース

①誤嚥性肺炎
②口腔内感染症
③ペニシリンアレルギーのある患者さんへの急性細菌性咽頭炎や急性副鼻腔炎の治療
④市中獲得型 MRSA 感染症（CA-MRSA）
⑤腹腔内感染症の 1 オプションとして（解説は割愛）

Rp　600 mg（4カプセル）を8時間置きに経口

くらいが一般的な成人に対する投与量だと思います。

尿からの排泄はほとんどなく、肝代謝がメインなため、腎機能に応じて量を調節する必要はありません。

薬理作用は、50 Sのリボゾーム RNA に結合してタンパク合成を阻害することにより得られます。だから、単に菌を殺すだけでなく、壊死性筋膜炎のときのようにタンパク合成阻害作用そのものを目的にするのにも使えるのでした……というのは現場では使えないけど知っておくとちょっとエヘンのうんちくです。

1 「誤嚥性肺炎」でダラシン®

ダラシン®はちょっとかわいそうな抗菌薬で、「第一選択」となるケースはほとんどありません。以前は「誤嚥性肺炎」に積極的に推奨していた時期もありますが、現在ではペニシリン系のアモキシシリン・クラブラン酸などにその地位を奪われてしまいました。

なぜ、ダラシン®を誤嚥性肺炎に使用するかというと、この抗菌薬が口腔内にいる菌をだいたいカバーしてしまうからです。口腔内にいる菌の多くはレンサ球菌と嫌気性菌のため、ダラシン®は両方をカバーするのでした。

ダラシン®は、グラム陽性菌とグラム嫌気性菌をカバーする

と覚えてください。グラム陰性菌（嫌気性菌を除く）は、基本的にカバーしません。

まあ、細かいことを言うと、酸素に対する属性（好気性か、嫌気性か）と顕微鏡で見た形態的な特徴（グラム陽性か陰性か）は異なる基準で分類していますから、上の書き方はちょっとヘンです。嫌気性菌の中にも好気性菌の中にもレンサ球菌（グラム陽性）はいるのです。そして嫌気性菌の中にはグラム陽性菌もグラム陰性菌もどちらもいます。ややこしいですね。

ぼくら感染症屋が「一般に」、「グラム陽性菌」とか「グラム陰性菌」と呼ぶときは、通常は「嫌気性菌でない」菌を念頭に置いていることが多いです。どうしてかというと、「嫌気性菌ではない」グラム陽性菌と陰性菌では選択する抗菌薬が異なるからです。

でも、嫌気性菌になってしまうと、グラム染色で陽性であっても陰性であっても選択する抗菌薬は大体同じです。クリンダマイシンとかメトロニダゾールなどが選択肢となります。だから、「グ

表2　嫌気性・好気性菌の分類

<table>
<tr><th>微生物学的な分類</th><th>臨床医学的（よくある）分類</th></tr>
<tr><td>偏性嫌気性菌</td><td>（いわゆる）嫌気性菌</td></tr>
<tr><td>通性嫌気性菌</td><td rowspan="2">（いわゆる）好気性菌</td></tr>
<tr><td>好気性菌</td></tr>
</table>

ラム染色で分類する意味がない」のです。専門家でない限り，「嫌気性菌」は嫌気性菌で，気にする必要はないです。

もっとややこしい話をしましょうか。実は，一般に人口に膾炙している「嫌気性菌」というのは，厳密には「偏性嫌気性菌」のことを指しています。嫌気性菌は「通性嫌気性菌」と「偏性嫌気性菌」に分類されるのです（**表2**）。で，「通性嫌気性菌」とは「空気があっても死にませんが，空気がなくてもOKですよ」というような菌です。大腸菌のような腸内細菌群がこれにあたります。

「偏性嫌気性菌」は「空気があると生きていけません」「空気に曝されると死んでしまいます」という菌です。臨床現場で「嫌気性菌」と言えば，後者（偏性嫌気性菌）のことを暗に示しているのです。

ちなみに，通性嫌気性菌は空気があってもOKなので，臨床現場では「好気性菌」の仲間に分類されることが多いです。

嫌気性菌なのに好気性菌？学問的には問題ありありですが，まあ，通性嫌気性菌は血液培養の後期ボトルに生えてきたりしますので，このような分け方は学問的に問題でも，臨床現場ではプラグマティックで必ずしも否定できないのです。しょせん、分類なんて人間様の恣意的な所為に他ならないので、便利で役に立てばそれでよいのでしょう。

「ああ、面倒くさい。これだから感染症とか微生物は嫌いなんだ」

……こんな怨嗟の声が聞こえてきそうです。本当ですね、すみません。

要するに、クリンダマイシンがカバーするのは、

①いわゆる好気性菌（好気性菌＋通性嫌気性菌のグラム陽性菌）
②いわゆる嫌気性菌（偏性嫌気性菌）

というわけです。

少しはすっきりしましたか？（しないだろうなあ）

口腔内はレンサ球菌と嫌気性菌が多いので、それを誤嚥したときに生じる誤嚥性肺炎にはダラシン®は非常に合理的なオプションです。

ダラシン®が出番となる臨床パターン

1 ペニシリンアレルギーがある場合

急性細菌性咽頭炎のほとんどはA群β溶血性レンサ球菌（*Streptococcus pyogenes*）が起こします。ペニシリンに100％感受性があるので通常はペニシリンで治療、という話はしました（☞第5回）。でも、ペニシリンアレルギーがある場合はどうするの？とかいう各論的な問題は当然起きます。そういうときはダラシン®の出番です。

同様に、サワシリン®で治療できる急性副鼻腔炎（通常は抗菌薬不要、難治性ではサワシリン®：☞第6回）で、なおかつペニシリンアレルギーのある場合は、ダラシン®を用いることが可能です。前述の誤嚥性肺炎でも、ペニシリンアレルギーのある患者だったらダラシン®は選択できます。

2 ケフレックス®などでよくならない皮膚・軟部組織感染症

皮膚・軟部組織感染症、蜂窩織炎などではレンサ球菌やブドウ球菌などが原因となるため、第

1世代のセフェム系薬などが第一選択となるのでした（☞第8回）。

ところが最近、メチシリン耐性黄色ブドウ球菌（MRSA）が問題となってきました。とはいえ、こういう場合はすでに解説したST合剤やミノサイクリンが優先して使われるので、ダラシン®が積極的に用いられることはあまりありません。

❸ 副作用

副作用、というほどではないのですが、ダラシン®は苦くて飲みづらい、とよく言われます。お子さんなどでとくに問題になります。

昔、クリンダマイシンは偽膜性腸炎（*Clostridioides difficile* infection：CDI）の原因となることで有名でした。今でもそのリスクがないわけではないのですが、近年、第3世代のセフェム系やキノロン系もよく偽膜性腸炎の原因になることがわかってきました。とくにダラシン®だから…と強調する必要はなくなったのです。

次回は「最後の切り札」カルバペネムを考えます。

第16回

使わないけど、
学ぶ理由がある
カルバペネム

日本はカルバペネム系薬が多用される国として有名です。プライマリケアではまず使わないけど、学ぶ理由はちゃんとある……。今回は、そんなカルバペネムを取り扱ってみましょう。

意外に新しいカルバペネム

「カルバペネム？あれって注射薬だからプライマリケアでは関係ないんじゃないの？」というご意見もあるかもしれません。実はそのとおりで、読者の皆さんはこの系統の薬を用いる必要は（多分）ありません。

……が、「使わない薬」の知識を得ておくことが、実は意外なところで役に立つのです。種明かしは、本項の最後のほうで出てきますから、しばしご辛抱ください。

❶ 主な5つのカルバペネムと開発の歴史

現在カルバペネムは、注射薬としては**表1**のようなものがあります。

カルバペネムは（他の多くの抗菌薬がそうであるように）土壌から発見されています。放線菌であるストレプトミセス・カトレア（*Streptomyces cattleya*）が産生しているのでした。ちなみにこの最初のカルバペネム系抗菌薬をチエナマイシン（！）と言います。１９７６年のことでした。

表1　カルバペネム系静注薬

①イミペネム・シラスタチン（チエナム®）
②パニペネム・ベタミプロン（カルベニン®）
③メロペネム（メロペン®）
④ビアペネム（オメガシン®）
⑤ドリペネム（フィニバックス®）
⑥ ertapenem（日本未承認）

注：他にも合剤あり。

その後、安定性を増したイミペネムが開発されましたが、腎臓にある分解酵素、デヒドロペプチダーゼⅠ（ＤＨＰ-Ⅰ）に分解されてしまうのが問題でした。そこで、ＤＨＰ-Ⅰ阻害薬であるシラスタチンを配合することで、体内で安定した血中濃度を獲得したのでした。イミペネム・シラスタチン（チエナム®）の誕生です。これが史上初の実用化されたカルバペネムで、１９８７年のことでした（日本発売開始）。カルバペネムってけっこう新しい抗菌薬なのですね。

パニペネム・ベタミプロン（カルベニン®）は日本で開発された初めてのカルバペネムです。ベタミプロンは腎毒性を低減させるために加えられた成分です。日本では髄膜炎に適応のある抗菌薬として有名ですが、臨床データに乏しく、国外でも韓国と中国など一部の国のみでしか用いられていません。

次いで、メロペネム（メロペン®）。こちらも日本で開発されたカルバペネムです。さらにビアペネム（オメガシン®）、ドリペネム（フィニバックス®、これも日本開発）と、１９９０年代から２０００年代にかけて次々と新しい抗菌薬が開発されました。

ertapenem は日本にはないカルバペネムなので、今回は割愛します（これはこれで特徴ある面白い抗菌薬なのですが）。

② カルバペネムは原則1剤に絞り込み可能

専門家の先生には怒られるかもしれませんが、結論から言うと、

これらのカルバペネムはすべて、"Me too drug"

だと思います。

いずれもグラム陽性菌、グラム陰性菌（とくに緑膿菌）、そして嫌気性菌、すべてに抗菌活性のあるスーパー・ブロードな広域抗菌薬です。細かい違いはあります。しかし、それらの違いは比較的ささいなもので、５つのカルバペネムに顕著な違いはありません。

ぼくたちはしばしば「違い」に注目しがちですが、「似ている」ところは無視しがちです。でも、どちらも等しく大切なのです。

たとえば、海外に行きますとわれわれは「日本との違い」に注目し、記憶します（旅行エッセイなんかみんなそうですね。「意外に日本と一緒」ではエッセイとしてはインパクトに欠けるか

らです）。「似ているところ」は見過ごしてしまいます。

たとえば、「チエナム®は比較的グラム陽性菌に強く、メロペン®はグラム陰性菌に強い」みたいな差はあるのですが、その差は臨床医学的には微々たるもので、われわれ臨床家的には「チエナム®もメロペン®も等しくグラム陽性菌、陰性菌に効く」と言っても、まあよいわけです。

……ということはですよ。1医療機関にカルバペネムを5剤そろえる必要なんてないわけです。実際、ぼくの前職の亀田総合病院ではカルバペネムは原則1剤、現職の神戸大学病院でも最近、感染制御部、薬剤部、感染症内科で共同して絞り込みを行いました。

大学病院でここまでやったのは多分、ウチが初めて（間違っていたら教えてください）。複雑な症例の多い大学病院ですらこういうことが可能なので、（もし病院にお勧めなら）皆さまがお勤めの病院でもぜひこの機会に絞り込んでみてください。

増える耐性菌、増えない抗菌薬

病院では耐性菌がどんどん増えています。細菌は大別するとグラム陽性菌とグラム陰性菌に分けられますが、とくに近年問題になっているのが、グラム陰性菌の耐性菌です。

❶ 貴重な治療薬としてのカルバペネム

1980年代から1990年代にかけて、メチシリン耐性黄色ブドウ球菌（MRSA）、バンコマイシン耐性腸球菌（VRE）といったグラム陽性菌の耐性菌が話題になりました。これらの耐性菌に対してはバンコマイシン、テイコプラニン、キヌプリスチン・ダルホプリスチン、リネゾリド……などなど、いくつかの選択肢が存在します。

さて、その後、一般にはあまり報道されませんが、いろいろなグラム陰性の耐性菌が出てきています。

たとえば、ESBLs（基質拡張型βラクタマーゼ）産生菌という耐性菌が問題になっています。なんで〝ESBLs〟と最後に小さな〝s〟をつけているかというと、ESBLには多くの種類があり（200種類以上あります！）、たくさんのβラクタマーゼを総称して〝ESBL〟と呼んでいるからです。

したがって、ESBLs産生菌の治療抗菌薬は「どの」ESBLを相手にしているかによって微妙に異なります。ただ、「確実に」治療効果が期待できるのは唯一、カルバペネム系抗菌薬しかありません。もっとも、日本にいるESBLだったらセファロスポリンのセフメタゾールでたいていの感染症はカバーできるので、ぼくらはESBL産生菌感染症はセフメタゾールをできるだけ用いてカルバペネムを節約しています。

〔Fukuchi T, Iwata K, et al : Cefmetazole for bacteremia caused by ESBL-producing enterobacteriaceae comparing with carbapenems. BMC Infectious Diseases 16 : 427, 2016〕

同様に、ＡｍｐＣ（ＡｍｐＣ型βラクタマーゼ）産生菌、耐性インフルエンザ菌など次々に耐性菌が出現し、これらの治療薬としてカルバペネムは貴重な存在なのです。決して無駄遣いをしてはいけないのです。

2 増える耐性菌問題

一方、このカルバペネムすら効かない、本当に治療薬の選択肢を絶たれた恐ろしい耐性菌も出現しています。

国内では多剤耐性緑膿菌（multiple drug-resistant *Pseudomonas aeruginosa* : MDRP）が問題になっており、基本的に日本で承認されている抗菌薬でこれ、という抗菌薬の選択肢がありません。耐性アシネトバクター、カルバペネム耐性腸内細菌（ＣＲＥ）という概念も普及し、これらは感染症法上の届け出感染症にもなっています。

さて、ここで問題が生じました。グラム陽性菌の耐性菌についてはその耐性菌を凌駕するような抗菌薬がそれなりに開発されているのですが、グラム陰性菌の耐性菌に対する新しい抗菌薬はほとんど開発されていません。

そのため、「耐性菌にはさらに広域な抗菌薬」という従来のロジックが通用しなくなっているのです。ですから現在病院では、このような耐性菌が広まらないように菌を有する患者さんを隔離したりして対応しています。

❸「切り札」カルバペネムはこう使う

多くの病院では、カルバペネムは「とりあえず」出される抗菌薬です。なにしろ非常に広域ですから、あまり考えないで使っても外れる可能性が低いです。楽と言えば、楽です。しかし、「切り札」であるカルバペネムを安易に使い続けていると、「使えない」抗菌薬になってしまいます。

Use it and lose it（使っていると、使えなくなる）

という感染症界の格言は、ここでも通用するのでした。

カルバペネムは大事な〝ハートのエース〟！

「とりあえず」出すのではなく、
「最後の切り札」として、重症患者さんにとっておく
軽症患者さんにはできるだけ使わない

このような態度が必要になります。

④ 外来診療でカルバペネムを用いる影響

さて、ここで外来診療です。

日本では小児用経口カルバペネムが承認されました（一般名：テビペネムピボキシル、商品名：オラペネム®小児用細粒10％）。これがいったいどういうポジショニングでどのように用いられるようになるのか、まだはっきりとはわかりません。しかし、病院内でカルバペネムが乱用されやすい日本において、外来のセッティングでカルバペネムを用いる影響は大きいように思います。入院患者さんの感染管理に比べて、外来診療における感染管理はまだまだ十分ではありません。これは世界的に言えることです。ましてや、第三者の目が届きにくい開業のセッティングでは、この適正使用は極めて困難ということになります。

これまで繰り返し説明してきたように、

外来診療においては、

ほとんど広域抗菌薬なしで感染症をマネージすることが可能

カルバペネム「でないと」治療できない感染症など、極めつけにまれ！

ましてや、

もし万が一用いるとしても、専門医による特殊な感染症の治療に限定されるのが妥当でしょう。

そんなわけで、やっとカルバペネムの解説がプライマリケアにつながりました。使わなくても、知識を持つ価値はこういうところにあると思っています。

次回は番外編として、話題になりやすいC反応タンパク、いわゆる〝CRP〟を取り上げます。

第17回

番外編
CRPでよく受ける質問

さあ、今回からは皆さんからよく受けるご質問にお答えする番外編を記します。

今回のテーマは、話題になりやすいC反応タンパク（C-reactive protein）、いわゆる〝ＣＲＰ〟です。いつもぼくが講演とか回診とか、あるいはメールなどで受けているご質問とそれに対する回答を再現してみたいと思います。

抗菌薬はCRPを正常化するか？

講演などをしていても思いますが、講演そのものより楽しいのが質疑応答です。講演はこちらが一方的にしゃべるだけですが、質疑応答は相手との対話。より質の高い、知的作業となります。ソクラテス、プラトンの時代から、他者との対話こそが最高の知的作業なのです。

対話の場は、気づきの場でもあります。「なるほど、こんな考え方もあるんだな」と感心することも多いです。己の想像力など、しょせんたかが知れているのです。

さて、今回の質疑応答のテーマ、ＣＲＰですが、２０１０年の日本呼吸器学会のシンポジウムでも「ＣＲＰを測る派」「測らない派」の議論がありました。さて、岩田はどちらでしょう？

今回は、個々の事例を若干デフォルメして、ただし質問の骨子は残したままで皆さんにご紹介します。こちらの回答がどういう部分に光を当てているのかについても注目していただければと思います。そんなわけで、皆さん、想定対話をどうぞお楽しみあれ！

Q　抗菌薬を処方していても患者さんの炎症反応（CRPなど）がなかなか正常化しません。どうしたらよいのでしょう？

A　正常化しなければならない、という前提をまず疑うことから始めてはいかがでしょう？

治ってしまった市中肺炎の患者さんを集めた研究をご紹介します。すでに抗菌薬で治療しておらず、患者さんはピンピンしています。しかし、4週間後にフォローすると胸のX線写真には異常が見られる人が結構いました。

これは、ちょっと考えてみると当たり前ですよね。

なにしろ、胸のX線写真は「ばい菌の固まり」を見ているわけではありません。炎症細胞（やその死骸）、線維化、水などさまざまなものがX線写真の「浸潤影」を作っています。

そう考えると、「治っちゃっている」肺炎のX線像を正常化する必要はない。また、X線像が正常化するまで抗菌薬を使用する必要はない、ということは自明です。

さらにこの研究で面白かったのはCRPでした。実は、治っちゃっている肺炎で、もはや治療もしていない患者さんであっても、28日後のCRPが高い人もいるのです。

ＣＲＰは肝臓から作られる炎症マーカーですが､｢ばい菌が生存している証拠｣ではないのです。感染症によってＣＲＰは産生されますが、菌が死滅し、疾患が治癒してもまだ肝臓はＣＲＰをつくることがあるのでした（理由はわかりませんが）。面白いですね。

〔Bruns AH, Oosterheert JJ, et al : Patterns of resolution of chest radiograph abnormalities in adults hospitalized with severe community-acquired pneumonia. Clin Infect Dis 45 : 983-991, 2007〕

ぼくらはしばしば勘違いをします。

感染症でＣＲＰは上昇し、抗菌薬を投与するとＣＲＰはしばしば下がりますが、別に抗菌薬の薬理作用に「ＣＲＰ低下作用」や「ＣＲＰ中和作用」があるわけではありません。

抗菌薬は菌を殺す薬です。ＣＲＰは炎症のマーカーです。両者は異なる属性に関与していますが、たまたま並行して動くことが多いので、間接的に活用することが可能です。

しかし、「いつでも」活用できるわけではありません。菌は死んでいるのにＣＲＰは上がっていることもあるのです。

だから、

CRPが下がりきるまで（いわゆる正常化するまで）抗菌薬を使用するのはナンセンス

ということになります。

「患者さんが臨床的に良くなっているのにもかかわらず、CRPが上昇していて……」

という相談はよく受けます。

個別のケースによって対応法は異なりますが、「一般論として」申し上げると、そのようなケースでは、CRPを測定するのをやめてしまえば悩みが消失することが多いようです。

抗菌薬の中止時期とCRPとの関係

Q　早期にCRPが正常化した場合は抗菌薬を中止してもよいのでしょうか？

A　そういう場合もあります。でも、そうとは限りません。

先の質問でも述べたように、本来、ＣＲＰと抗菌薬の効果は同一ではありません。ＣＲＰは炎症マーカーであり、抗菌薬は菌を殺す薬です。ただ、菌がいくつ死んだ、とか、あとどのくらい殺さなければいけない、といった事象を直接観察・計測することは臨床現場では難しいですね。

そこで、

菌が死んだ結果として起きる「炎症の鎮静」における、さしあたってのマーカーとしてＣＲＰを代用している

というわけです。

ＣＲＰと抗菌効果はある程度の緩やかな相関性はありますが、当然因果はありませんし、その相関は緩やかなものです。

とくに、ＣＲＰが下がったとしても抗菌薬を切ってはいけないケース（つまり、必要な菌を殺す作業が完了していないと思われるケース）としては、清潔区域の感染、つまり本来菌が１匹もいてはいけないと思われる部位での感染症があります。

たとえば、感染性心内膜炎や化膿性関節炎、急性骨髄炎、肝膿瘍、脳膿瘍、脾膿瘍……など。

これらは本来清潔で、菌がいてはいけない部位の感染症です。しばしば数週間というスパンの長い抗菌薬療法が必要になります。たとえＣＲＰが陰性化しても、白血球数が正常化しても、決して抗菌薬をやめてはいけません。

ですから、ＣＲＰが正常化した場合に抗菌薬をやめてもよいかどうかは、「どこの感染症か」「どんな菌が起こした感染症か」など、「ＣＲＰとは関係ない属性」が決定します。

もっと言うと、

「どこの部位の感染症か」「どの菌が起こした感染症か」といった属性を理解すれば、ＣＲＰを計測しなくても抗菌薬の中止時期はわかる

ということです。

ぼく自身は、長い感染症診療の経験の中で「ＣＲＰの値を根拠に」抗菌薬の中止時期を決めたことは一度もありません。これからもないでしょう。

では、CRPはどんなときに役に立つか？

Q

では、ＣＲＰなんて全然役に立たないということでしょうか？あと、岩田先生はＣＲＰ嫌いですか？

A

これはよく誤解されるところですが、別にＣＲＰは親の仇でもなければ主君の仇敵でもなく、なんの恨みもありません。基本的にぼくは「好悪で」検査を評価しません。ＣＲＰは役に立つことがあります。ぼく自身、ＣＲＰを計測することがあります。

ぼくの考えるところ、

ＣＲＰは、「何かが起きているかもしれない警告」として優れている

と言えます。

わりと元気なのに、ＣＲＰがバカに上昇している、そんな患者さんがいます。「どうして？」と考えます。診察をやり直します。画像を撮るかもしれません。一見軽症そうに見えても、何か

を見落としているのかもしれない。

入院患者さんでＣＲＰがだんだん上がり続けている患者さんがいます。「どうして？」と考えます。ＣＲＰは時間を加味して考えると有効です。

昨日と今日のＣＲＰの違いは、「上がっている」「下がっている」「変わらない」の３通りが考えられます。仮に、これらの事象が起きる可能性をそれぞれ33％と考えてみましょう。

もし、５日連続でＣＲＰが上がり続けている患者さんがいるとしましょう。３→７→11→15→21みたいに。……これはおかしい。偶然このような現象が起きる可能性は、33％の５乗ですから、１％以下になります。単なる偶然でこのような現象が起きているとは普通は考えない。

では、何が起きているのか？

それをＣＲＰ「自体」は決して教えてはくれません。

感染症なのか非感染症なのか？細菌感染なのか、はたまた異なる微生物（たとえば真菌とか）によるものなのか？どこの臓器の感染症か？菌名は？適切な治療法は？……何もわかりません。

ＣＲＰはあくまで「きっかけ」です

そのきっかけとしては有用性があります。

ですから、

そこで止まったり、「とりあえず」と抗菌薬を出してしまうことが問題なのです

そうすると、真相は闇の中になってしまいます、しばしば。

さて次回も、さまざまなご質問にお答えします。お楽しみに。

第 18 回

番外編

よく受ける読者からの質問

前回（第17回）に続き、今回もよく受ける質問集、Q&Aです。皆さんが日ごろもやもやしている疑問の答えも、この中にあるとよいですが……。では、どうぞ！

抗菌薬の使用法に「正解」はない？

Q 岩田先生の著書を読んでいると、自分がやっているプラクティスと全然違う抗菌薬の使用法なのですが、どうなんでしょう？

A どうなんでしょう？

医師も含め、多くの人間は習慣的にプラクティスを決定します。ある医師の習慣がほかの方のそれと異なるのは、むしろ自然と言えましょう。抗菌薬使用のヘテロジェネイティー（異質性）とでも呼べるものは担保しておいてもよいと、ぼくは思います。

つまり、ぼくと別の医師がある現象に対して異なる対応、たとえば抗菌薬の選択をしても、それは、「どちらかが正しく」「どちらかが間違っている」という「正邪」の文脈で切る必要はない、ということです。

松尾芭蕉は、**「格に入りて格を出ざる時は狭く、また格に入ざる時は邪路にはしる。格に入り**

格を出てはじめて自在を得べし」（『俳諧一葉集』より）と言ったとのことです。

〝格〟とは基本のことです。俳句を詠むときも基本をまず学び、そこから応用問題を解かないと我流になってしまいます、という意味です。また、基本だけで応用させないのもだめだ、という意味でもあります。基本と応用の〝どちらか〟ではなく、〝どちらも〟大事です。同じようなことを孔子も言っていますね。

ですから、「結果として」個々の症例のマネジメントが各々の医師によって異なるのは、むしろ自然だと思います。ただ問題となるのは、そこに通底する原理・原則という共通言語をいかに交わせるかです。

自身が使う抗菌薬の選択の根拠が他人にも言語化でき、（賛成はしないまでも）理解できる、というのが大事です

日本の場合は、不幸にも臨床感染症学を医学生のときに学ぶという習慣がなく、研修医のときも感染症の診断や治療の原則を学ぶことがない、という長い「黒歴史」がありました。原則を学んでいないから、「格」を知らない。基本がないから、応用問題も解けない。あるのは、ただただ「医局の習慣」「医局の伝統」「製薬メーカーのお勧め」「教授の一声」だったのです。あとは、

「ＭＩＣの縦読み」（☞第4回）のような基礎医学の誤った臨床応用でした。

しかし、青木眞先生の『レジデントのための感染症診療マニュアル』（医学書院）が出てから、事情は少しずつ変わってきました。「原則」が少しずつ日本でも普及しだしたのです。ぼくが2004年に帰国し、感染症の講義や講演をしたときは「岩田先生、非常に独創的なことを言いますね」と座長によくコメントされたものです。「それでも私は第3世代セフェムを使う」とかガリレオみたいに言われたこともありました。座長はだいたい、大学の教授だったわけで、彼らのほとんどは感染症の「いろは」たる「原則」をまったく知りませんでした。

そのようなアウトサイダーだった時代は終わり、今は青木先生やイワタが学会で発表しても「奇抜だ」とか「独創的だ」とは言われなくなりました。インターネットも普及して、こうした診療がむしろ世界標準であることもだんだん分かってきたからです。日本独自のやり方が、日本でしか通用せず、外的に説明もできない「ガラパゴス」なプラクティスであることも分かってきたのです。ま、今でも「この野郎、ムカつくぜ」と座長や教授や高級官僚や古株の政治家たちにブチ切れられたり、（影でこっそり）嫌がらせされたり、（影で手を回されて）追い出されたりすることはありますけど。

「あなたの言うことは科学的に、ここところが違う」

と真正面から議論してくる人は稀有になりました。もちろん、真正面からの議論は望むところです。それが学問の進歩をもたらすのですから。

そのように普遍化しつつある原則をまず学んだ上で、現場での応用問題を説いていきます。原則論だけでは応用問題は解けません。それはとても重要な学びです。上記の芭蕉の言葉は、そういうことなのです。

ただ、現在も日本は臨床感染症先進国というわけでもありません。まず、トレーニングを受けた感染症のプロが圧倒的に少ない。新型コロナウイルス騒ぎでテレビなどに出て有名になる「感染症に詳しい人達」も増えましたが、臨床感染症のトレーニングを受けてない人も多いです。もちろん、基礎医学の専門家が基礎医学領域を語るのは問題ないのですが、基礎医学の専門家が「ワクチンは必要ない」とかデタラメなことを言うのは大問題です。

みなさんのお好きな「感染症に詳しい」有名人は大丈夫ですか。ちゃんとしたトレーニングを受けたプロでしょうか。

「アメリカ流」を直輸入できない理由

Q 岩田先生の抗菌薬処方は、やはりアメリカ流なのでしょうか。ここは日本なのだから、アメリカ流ではなく、日本独自の文化や社会のあり方や、民族性を考慮に入れたほうがよいのではないでしょうか。

A これもよく聞かれますねえ。結論から申し上げると、「日本独自の文化や社会のあり方や、民族性」はぜひぜひ考慮に入れるべきだとぼくも諸手を挙げて賛成します。岩田の処方は決して「アメリカ流」ではありません。

確かにぼくはアメリカでトレーニングを受けましたし、向こうの感染症専門医資格も持っています。

けれども、どちらかというとぼくの感染症診療のバックボーンにあるのはアメリカのそれというより、初期研修を受けた沖縄県立中部病院のそれにより近いような気がします。

沖縄中部?あそここそ「アメリカ流」の病院として有名じゃないの?……うーん、そうではないのです。沖縄中部のそれは、「昔のアメリカ」です。だから、今でも一生懸命、アメリカ人のドクターがやらなくなったグラム染色を愚直に（悪い意味ではなく、ここでは使っています。『はじめの一歩』の幕之内一歩のボクシングみたいなものです）行っています。

〔『週刊少年マガジン』連載中のボクシング漫画。思えば、第1回も幕之内一歩の「強いってどんなんだろう」という名言で始まりました。〕

よく経済の世界で、日本はガラパゴス諸島みたいだ、なんて揶揄されますが、沖縄県立中部病院の感染症診療も、アメリカから離れてそのまま保護されたガラパゴス諸島みたいなものだとぼくは思っています。そのことは学術雑誌にも書いたことがあります。

〔Iwata K : Gram staining by physicians : an invaluable practice still seen in East Asia. Clin Infect Dis 39 : 1742-1743, 2004〕

感染症というのはローカルな要素、その地域の要素の影響を強く受けています。アメリカで起きている感染症と日本で起きている感染症は「名前」は同じでも異なる現象を指していることが多いのです。

たとえば、「院内肺炎」という言葉があり、これは英語ではhospital-acquired pneumonia（HAP）と言います。しかし、日本における院内肺炎とアメリカにおけるHAPは別の現象を指しています。

アメリカでは非常に入院期間が短く、いわゆる社会的入院はほとんど皆無で、そのため入院している患者さんは相対的に重症な患者さんばかりです。

ところが、日本における「院内肺炎」の大多数はアメリカのそれより予後がよい。そもそも入院患者が軽症だからです。アメリカの院内肺炎ガイドラインでは非常に広域な抗菌薬をがんがん使うよう推奨されていますが、日本にそれを適用してしまうと「使い過ぎ」になってしまいます。

研修医にもよく言いますが、『サンフォードガイド』というあんちょこはあくまでもアメリカの事情に合わせて作られた書物で、あれをそのまま日本に持ち込むことは意図されていませんし、またそれは難しいのです。

〔日本語版 サンフォード感染症治療ガイド2020（第50版）、Gilbert DN ほか（編）、菊池賢ほか（日本語版監修）、ライフサイエンス出版、2020〕

というわけで、アメリカの医療スタイルを日本にそのまま持ち込むこと、「アメリカ流」の医療を直接輸入することはあまり妥当なプラクティスだとは思いません。……ただし、です。では何でも「日本流」でやってよいかというともちろんそうではありません。

ぼくの意見では、日本ではアメリカと違うことを堂々とやってもよろしいと思います。事実、ぼくは日本でアメリカとまったく異なるプラクティスも行っています。

ただし、条件があります。それは外国の人たちにも、「うちではこのようにやっていますよ。それはこれこれこういう事情があるからですよ」と正々堂々と弁明できることです。

「日本ではアメリカと違って多剤耐性アシネトバクターは少ないので、第一選択はユナシン－S®（アンピシリン・スルバクタム）でいけますよ」とは言えます。

しかし、「HPV（ヒトパピローマウイルス）ワクチンは副作用が怖いので、まあ子宮頸がんで毎年数千人亡くなるのは仕方ないですよ」とは、恥ずかしくて外国の方には言えません。独自のやり方と我流の違いははっきりさせておかねばならない、ということです。

初版のあとがき

ここまで読んでくださった皆さん、お疲れ様でした。

本書は簡単なつくりになっていますが、それでも読破すれば日常外来の、プライマリケア領域の抗菌薬はだいたいＯＫになると思います。明日からの診療に少しでもお役に立てば幸いです。

本当は、感染症という専門領域はとても広大で難解で、深淵なエリアです（たぶん他のどの領域もそうだと思いますが）。一朝一夕でマスターできるようなものではありません。かくいうぼく自身、いまだに修行中の身です。おそらくは生涯修行を続けるであろう身です。

しかしながら、この「底の知れない」沼のような領域に足を突っ込んで本当に幸せだなあとぼくは思っています。なにしろ、いつまで経っても新しく学ぶ楽しみがありますから。新しい抗菌薬が開発され、新しい感染症が発見されたり、耐性菌が出現したりします。昔の人はペニシリンが発見されて「もう感染症の時代は終わった」と早合点しました。いえいえ、そんなことはありません。世界のどの病気が克服されても、感染症がこの世からなくなることはないでしょう。

読者の皆さんに、この楽しい楽しい世界の一部だけでも体感していただければ、これ以上の喜びはありません。そして本書を読んでさらなる興味がもしわいたのでしたら、さらにお勉強を続けていただければと思います。

Ver. 2 のためのあとがき

本書は、いまはなくなった雑誌『medical ASAHI』の（たしか）２００９年くらいからの連載を２０１１年に単行本化したものです。今回、10年の時を越えて仕立て直しました。

医学書の賞味期限はせいぜい5年程度と思っています。よって２０１１年の初版はとっくに賞味期限も消費期限も過ぎており、とても「食えた」ものではないと思います。内容の古さもさることながら、コンテンツのメッセージそのものが実に古い。当時は日本の感染症界全体が「夜明け前」の状態で、まだ「いろは」のところが全然できていなかった。だから、パンツを下ろしてからおトイレしましょう、とか、右手で箸、左手で茶碗、みたいな文章が多かったですね。

２０２１年の現在は、当時とは随分違います。保険診療上の不備がだいぶ減ってきて、間違った投与量の抗菌薬が添付文書に載ったまま、とか必要な検査ができない、といった構造的な問題はだんだん減ってきました（なくなってはいません。ＨＩＶ ＰＣＲの診断目的の使用問題とか。本文参照）。よって、パンツを下ろしてから……みたいなくどいことは言わなくてもよくなってきたなあ、と当時を振り返りつつ、ガリガリと文章を「今風に」直していきました。文献も最新のものを加えていって、よりしっかりした内容になっていったと思います。

けれども、10年以上の月日が過ぎても、一番核となるメッセージは全然変化していないのもまた事実でした。たとえば、

診断は大事

なんかがそうです。残念なことに、今でも診断を蔑《ないがし》ろにしたまま検査をしてみたり、治療をしてみたり、というプラクティスが横行しています。COVID-19 パンデミックの時代においてもそうでして、多くの間質性肺炎やニューモシスチス肺炎が見逃され続けたり、二次的な院内肺炎を培養も取らずに治療したり、といったエピソードを散見します。大事な問題には一種の普遍性があるのでしょう。とにかく、本書が「今」の読者に読む価値があり、今的な目で読みやすい（リーダブルな）ものであることを切に願っています。

本書の「仕立直し」をしてみないかとお声がけ下さった南江堂の皆さん、表紙のイラストを描いて下さった石川雅之先生に心から御礼申し上げます。この世知辛い世の中で、きちんとしたコンテンツを世に送り出すことに尽力していただき本当に感謝しています。

●著者略歴

岩田健太郎（いわたけんたろう） **神戸大学教授**

1971年　生まれ
1997年　島根医科大学 卒業
1997年　沖縄県立中部病院研修医
1998年　セントルークス・ルーズベルト病院内科研修医
2001年　ベスイスラエル・メディカルセンター感染症フェロー
2003年　北京インターナショナルSOSクリニック家庭医，感染症医
2004年　亀田総合病院総合診療・感染症科部長など
2008年　神戸大学都市安全研究センター感染症リスク・コミュニケーション研究分野，医学研究科微生物感染症学講座感染治療学分野教授

専門分野　内科，感染症

著　書

『本質の感染症』（中外医学社，2021）
『コンサルテーション・スキル Ver.2』（南江堂，2020）
『抗菌薬の考え方，使い方 ver.4—魔弾よ，ふたたび…』（中外医学社，2018）　など

プライマリケア医のための抗菌薬マスター講座 Ver.2

2011年3月5日　第1版第1刷発行
2012年3月10日　第1版第3刷発行
2022年2月10日　改訂第2版発行

著　者 岩田健太郎
発行者 小立健太
発行所 株式会社 南 江 堂
〒113-8410 東京都文京区本郷三丁目42番6号
☎（出版）03-3811-7236（営業）03-3811-7239
ホームページ https://www.nankodo.co.jp/
印刷・製本 壮光舎印刷
装丁 渡邊真介
表紙装画 石川雅之

Antibiotic Use for Primary Care Physicians Ver.2

定価は表紙に表示してあります.
落丁・乱丁の場合はお取り替えいたします.
ご意見・お問い合わせは，ホームページまでお寄せください.

Printed and Bound in Japan
ISBN978-4-524-23075-4